JN148492

- 基礎知識
- 疾患
- 症状・反応
- 検査
- 治療
- 地域支援
- 安全管理
- 用語

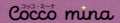
Cocco mina
コッコ・ミーナ

精神科

編著
東京都立松沢病院 看護部

照林社

編著者一覧

編著 地方独立行政法人
東京都立病院機構 **東京都立松沢病院 看護部**

執筆

北野　進
東京都立松沢病院 専門人材育成研修センター 専門看護師長／精神看護専門看護師、
CVPPPインストラクター

高橋寛光
東京都立松沢病院 医療観察法病棟 主任看護師／精神看護専門看護師、公認心理師

堀口法子
東京都立松沢病院 認知症病棟 副看護師長／認知症看護認定看護師

田伏美穂
東京都立松沢病院 思春期青年期病棟／精神看護専門看護師、公認心理師

山口　球
東京都立松沢病院 医療観察法病棟 主任看護師／精神科認定看護師、
CVPPPインストラクター

藤原雅司
東京都立松沢病院 アウトリーチチーム 専門主任看護師／精神看護専門看護師、公認心理師

安達慎也
東京都立小児総合医療センター 児童思春期精神科病棟／精神看護専門看護師、公認心理師

栁澤敏子
東京都立松沢病院 安全推進室 看護師長／感染管理認定看護師

大場直樹
東京都立松沢病院 男性急性期病棟 看護師長／精神科認定看護師

佐藤慎子
東京都立松沢病院 依存症病棟 主任看護師／精神科認定看護師

医学監修

水野雅文
東京都立松沢病院 病院長

（2025年3月現在）

ナースのみなさんへ

　私たち看護師は、日々、知識や技術を磨き、専門職としての実践能力を向上させていかなければなりません。そのことは、日本看護協会の『看護職のための倫理綱領』で示されています。精神科に配属されたみなさんは、
「精神科看護って？」
「この利用者に対する看護とは？」
　これらを常に自問自答し続けてください。
　精神科の臨床では、マニュアルに合わない場面、どのように看護したらよいか判断に悩む場面もあります。そのような場面に備え、豊かに考える能力が必要かもしれません。
　本書にまとめた「精神科看護師が持つべき必要最小限の情報・知識」をベースに、臨床経験を重ねることで、みなさんの考え・臨床実践力が豊かになることを願います。

執筆者を代表して
北野　進

- 本書で紹介している治療・ケア方法などは、執筆者が臨床例をもとに展開しています。実践によって得られた方法を普遍化すべく万全を尽くしておりますが、万一、本書の記載内容によって不測の事故などが起こった場合、著者、出版社は、その責を負いかねますことをご了承ください。
- 本書に記載している薬剤の情報は、2025年3月現在のものです。薬剤等の使用にあたっては、個々の添付文書を参照し、適応・用量等は常にご確認ください。
- 本書では、パーソンセンタードの考えを重視しています。そのため、一般的に用いられる「患者」という表記を避け、精神科疾患を罹患して病院を利用する人、すなわち「利用者」という表記を用いています。

装丁・本文デザイン：スタジオダンク
カバー・本文アイコン：NASYUKA
本文イラスト：ササキサキコ
DTP制作：GT BROS

CONTENTS

基礎知識

精神科看護師になる準備	精神科看護師の役割	10	北野 進
	多職種チーム医療	12	
治療環境への配慮	病棟の環境 ①物理的環境（ハード面） ②環境面（ソフト面）	14	
	文化的背景	16	
	ヘルピング・スキル	18	
精神科医療の利用者の特徴	防衛機制	20	
	高齢化	22	
	利用者背景 ①生育歴 ②不安・孤立・過労・不眠の影響 ③認知機能 ④運動機能	24	
利用者をとりまく環境：法的側面	精神保健福祉法	36	
利用者をとりまく環境：人権擁護	行動制限	38	
	倫理的課題	40	
	虐待	42	
精神科看護に必要な「考え方」	バイオ・サイコ・ソーシャルモデル（BPSモデル）	44	
	パーソナルリカバリー	46	
	ノーマライゼーション	48	

よくみる疾患

精神障害	統合失調症	52	
気分障害	うつ病	54	
	躁病	56	
	双極性感情障害（躁うつ病）	58	
不安障害	パニック障害	60	
	社交不安障害	61	
	強迫性障害	62	
	心的外傷後ストレス障害（PTSD）	63	高橋寛光
その他おさえておきたい疾患	身体表現性障害	64	
	解離性障害	65	
	摂食障害	66	
	依存症	68	
	睡眠障害	70	
	適応障害	72	
	パーソナリティ障害	74	
	発達障害	76	
	認知症 ①アルツハイマー型認知症 ②血管性認知症（VaD） ③レビー小体型認知症（DLB） ④前頭側頭型認知症（FTD）	79	堀口法子
	てんかん	90	

よくある症状・反応

おさえておきたいさまざまな症状	幻覚	94	田伏美穂
	妄想	95	
	昏迷	96	
	自我障害	97	
	トラウマ反応	98	
	BPSD（行動心理症状）	99	
	陽性症状と陰性症状	100	
	抑うつ気分	101	
	アンビバレンス／両価性	102	
	異食	103	
	易刺激性	104	
	無為自閉	105	
	攻撃性	106	
	不潔行動	107	
	性的逸脱行為	108	
	水中毒	109	

検査

検査の流れ	一般的な入院時検査	110	山口 球
	救急入院時の検査（夜間・休日など）	113	
心理テストの概要	知能の検査	115	田伏美穂
	発達段階の検査	116	
	認知機能の検査	117	

治療

全体像の理解	精神科治療の概要	118	
	薬物療法の概要	118	
薬物療法	抗精神病薬	120	藤原雅司
	抗うつ薬	124	
	抗不安薬	126	
	気分安定薬	128	
	睡眠薬	129	
ECT	修正型電気けいれん療法（m-ECT）	130	
精神（心理）療法	集団療法	134	
	SST（社会生活技能訓練）	136	安達慎也
	認知行動療法（CBT）	138	
リハビリテーション	作業療法的アプローチ	140	
	デイケア（精神科デイケア）	142	

地域支援サービス

全体像の理解	地域包括ケア	144	
	包括的支援マネジメント（ICM）	146	
地域支援における看護師の役割	支援ニーズアセスメント	149	藤原雅司
代表的な地域支援	訪問看護・退院前訪問	153	
	療養生活継続支援	154	
	アウトリーチ	155	

安全管理

特に予防が大切なこと	感染管理	156	柳澤敏子
	合併症への対応 ①内科系合併症 ②外科系合併症 ③その他の合併症	160	大場直樹
事故・急変への対応	暴力行為	166	大場直樹
	自傷行為	168	
	自殺企図	170	
	離院	171	
	けいれん発作	172	
災害	サイコロジカルファーストエイド（PFA）	174	

こんなときどうする

利用者の多様なニーズを適切にとらえたいとき　　　　　　　　北野　進 …… 32
利用者の抱える発達課題を適切にとらえたいとき　　　　　　　北野　進 …… 34
精神疾患への偏見を軽減したいとき　　　　　　　　　　　　　北野　進 …… 51
「もう帰る」と言われ、「入院中なので帰れません」と答えたら
　利用者が怒ってしまった　　　　　　　　　　　　　　　　堀口法子 …… 82
認知症の利用者への生活援助でよくみる"困りごと"への対応　　堀口法子 …… 87
クロザピン管理　　　　　　　　　　　　　　　　　　　　　藤原雅司 …… 122
「薬を飲みたくない」と言われたら　　　　　　　　　　　　　藤原雅司 …… 129
誤嚥性肺炎になる前の「嚥下障害」　　　　　　　　　　　　　大場直樹 …… 162
けいれん発作時の対応　　　　　　　　　　　　　　　　　　大場直樹 …… 173

mina's story

一期一会の気持ちで	佐藤慎子	73
退院後をイメージしてかかわる	佐藤慎子	135
「見えない看護」を考える	佐藤慎子	143
「多職種が協働する」ということ	佐藤慎子	163
精神科医療における意思決定支援	佐藤慎子	176

Cocco Word⦿役立つ用語集 …… 177
参考文献 …… 183
索引 …… 185

本書の特徴

現場で **サッと確認したいとき・ちょっと困ったとき** に、コッコとミーナがお助けします！

コッコ
とても賢い烏骨鶏（うこっけい）。役立つ知識を教えてくれます。

ミーナ
やさしくてデキるナース。実践のポイントを教えてくれます。

コッコとミーナの アドバイス

 POINT
知っておくと臨床実践につながること

 ココ知り
必ず知っておきたい大切なこと

 デキナース
デキるナースが実践するとき大事にしていること

mina's story
実践からの学びをナラティブに語る

基礎知識

精神科看護師になる準備

精神科看護師の役割

 精神科看護師は、精神疾患を抱える人々が、社会の中で自立して生活できるよう支援する。

▶ 精神科看護と精神看護

- 精神科看護と精神看護の違いは、対象となる利用者が精神的な問題を抱えているかどうかである
- 精神看護は精神的な問題を抱えている利用者の看護・ケアの総称で、対象者は幅広くなる。一方、精神科看護は**精神的健康に関する援助を必要としている人々**が対象となる

 診療科が精神科であろうと他の診療科であろうと、精神的健康について援助を必要としている人々がいれば、すべてが看護の対象となる。

▶ 精神科看護師の役割

- 簡潔に一言で説明するのは難しいが、精神的な疾患により日常生活に支障をきたしている人に対し、その人がその人らしく生活できるように支援することが役割である
- 利用者の個別性に合わせた看護が求められ、直接的な支援だけでなく、利用者が自分で考え、行動し、自立した生き方を見つけられるように支援する

精神科看護師に期待されること

精神疾患に対する社会的関心が高まり、精神科看護の重要性もますます増している。地域包括ケアシステムの構築が進み、精神科看護師の活躍の場は広がっている（≫p.144）。

精神科看護師は、利用者の心の健康をサポートする、やりがいのある仕事である。しかし、同時に、高度な専門性と人間関係の構築能力が求められる仕事でもある。

精神科看護師にとって大切なこと

利用者との 信頼関係構築	● 何よりも大切なのは、利用者との信頼関係を築くこと ● じっくりと話を聞き、共感し、寄り添う姿勢が求められる
個別性への 配慮	● 利用者1人ひとりの症状・性格・背景は異なる ● 画一的なケアではなく、個々の利用者に合わせたケアプランを作成し、実行することが重要
多職種連携	● 医師、薬剤師、臨床心理士など、さまざまな職種と連携しながら、チームとして利用者のケアを行う
自己理解と 自己管理	● 利用者の心の状態に深くかかわる仕事である ● 看護師は、自分の心の状態を理解し、自己管理を行うことが大切
継続的な学習	● 精神医学や看護学は日々進歩している ● 看護師には、常に新しい知識や技術を学び、自己研鑽を続けることが求められる

精神科看護師が注意すべきこと

感情移入しすぎない

- 利用者の苦しみや悲しみを深く理解することは大切である。
- ただし、感情移入しすぎると、自分の感情が優先されてしまい、客観的な判断ができなくなることがある。

距離感の設定

- 利用者との距離感を保ち、適切な距離を保つことが重要となる。

自己開示しすぎない

- プライベートなことを利用者に話しすぎたり、個人的な感情を露わにしたりすることは避ける。

バーンアウトに気をつける

- 精神科看護は、やりがいのある仕事だが、同時に大きなストレスを感じることもある。
- バーンアウト（燃え尽き症候群）にならないように、自己ケアを心がける。

精神科看護師になる準備

多職種チーム医療

利用者によりよい医療を提供するための重要な取り組み。精神科看護師は、チームの中心的な役割を担い、利用者の状態を把握し、チームメンバーと連携しながら、質の高いケアを提供することが求められる。

▶ 精神科看護師に求められる役割

- 多職種チーム医療では、さまざまな職種がかかわる。本書における多職種チームとは、マルチディシプリナリーチーム（multidisciplinary team）モデルのことをさす。医師を中心とする多職種連携形態の1つで、医療の各専門職がそれぞれの専門分野で診断や治療を行うチームである
- 互いの専門性を活かし、連携・補完し合いながら、利用者の状況に的確な対応をする質の高い安心・安全な医療を提供することを目的として、多職種チーム医療は行われる
- 看護師は、多職種チームの中心的な役割を担うことが多い

公認心理師
心理検査・心理面接、各種心理療法の実施を担う

医師
診断に基づいて治療プランを立案し、チーム全体のリーダーとして各職種と連携する

看護師
セルフケア向上に向けた看護ケアや心理教育、チーム内のコミュニケーションを促進し、利用者と多職種をつなぐ役割を担う

栄養士
食事指導や栄養教育などを行い、栄養管理面へのサポートを担う

薬剤師
医師の服薬説明のサポート、服薬自己管理などに向けた準備などを担う

その他
退院支援や退院後では、地域生活支援センター職員、訪問看護ステーション職員、保健所職員などがチームに加わる

精神保健福祉士
家族との連携・関係調整、社会保障・福祉制度や権利擁護関連の援助、退院支援、地域ケア計画の調整などを担う

作業療法士
セルフケア、コミュニケーション能力、作業能力など各種生活機能の評価とリハビリテーションを担う

精神科看護における多職種チーム医療のポイント

利用者中心の医療	● 利用者の状態やニーズを多角的に捉え、より個別化されたケアを提供する
専門性の融合	● 各専門職の知識や技術を融合することで、より高度な医療の提供が可能になる
効率化	● 情報共有がスムーズに行われ、業務の重複を防ぐことで、医療の効率化が図られる
医療の安全性向上	● 多様な視点から利用者を評価することで、医療の安全性向上につながる
医療者の負担軽減	● それぞれの役割を明確にすることで、医療者の負担を軽減し、モチベーション向上にもつながる
利用者の状態把握	● 利用者の状態を常に観察し、変化にいち早く気づくことが重要
情報収集・共有	● 利用者や家族からの情報収集を行い、チームメンバーと共有する
ケアプランの作成	● 利用者の状態や目標に基づいたケアプランを作成し、チームで共有する
チーム連携	● チームメンバーと密に連携し、円滑なコミュニケーションを図る
利用者への教育	● 利用者や家族への健康教育を行い、自己管理能力の向上を支援する

多職種チーム医療で看護師が注意すべきこと

- 異なる専門職間の円滑なコミュニケーションが不可欠となる
- それぞれの役割を明確にし、重複や抜け・漏れを防ぐ
- 看護師には、**チームをまとめ、目標に向かって導くリーダーシップ**が必要とされる
- 医療は日々進歩するため、常に新しい知識や技術を習得する必要がある
- 多様性（異なる価値観や文化をもつメンバーがいること）を理解し、尊重することが重要となる

治療環境への配慮

病棟の環境

 精神科病棟の環境は、利用者の回復に大きくかかわる重要な要素である。安全で快適、そして治療効果を高めるための環境を整備することは、精神科看護の重要な役割の1つである。利用者1人ひとりのニーズに合わせた、きめ細やかなケアを提供することが求められる。

▶ 物理的環境(ハード面)

- 精神科病棟の物理的環境は、利用者の回復に大きな影響を与える重要な要素である
- 身体的な疾病を治療するための病棟とは異なり、精神科病棟では精神的なケアを重視する。そのため、環境デザインには細心の注意が必要となる

▶ 物理的環境を整えるときのポイント

安全性	● 利用者が自己や他者に危害を加えないよう、鋭角な家具や危険な素材を避け、安全な素材を使用する
開放感	● 閉鎖的な空間は、利用者の不安や抑うつ感を増幅させる可能性がある ● 自然光を取り入れ、視界が開けた開放的な空間を確保する
プライバシー	● 利用者は、プライバシーを尊重されたいという強い欲求をもっている ● 個室やパーソナルスペースを確保し、プライバシーが守られる環境を整備する
機能性	● 治療や日常生活に必要な機能を備えた空間設計が重要 ● 集団療法室、個別相談室、リフレッシュスペースなど、さまざまな目的に合わせたスペースを設ける
美観	● 美しい環境は、利用者の心を癒し、安らぎを与える ● 自然素材や暖色系の色を使用し、居心地のよい空間をつくる

環境面（ソフト面）

- 精神科病棟の環境面は、利用者の精神状態に直接影響を及ぼす
- 物理的環境を整えて安全で快適な空間を提供するだけでは不十分で、環境面を整えることは、治療効果を高め、回復を促すための重要な要素となる

環境面を整えるときのポイント

職員の態度	・職員の態度が、病棟の雰囲気を大きく左右する ・利用者に対して温かく、共感的な態度で接することが大切
コミュニケーション	・利用者とのコミュニケーションを重視し、話を聞く姿勢を示す
活動	・利用者が積極的に参加できるような活動やイベントを企画し、社会とのつながりを維持できるように支援する
規則	・何のため、誰のための規則なのか明確にし、利用者に周知徹底することで、安心感を与えることができる
地域との連携	・地域の資源を活用し、利用者が地域社会に復帰できるよう支援する

環境整備にあたって看護師が注意すべきこと

「適度な刺激」を心がける

- 過度な刺激は、利用者の不安や興奮を誘発する可能性がある。照明は明るすぎず、騒音も抑える必要がある。
- 一方で、あまりにも単調な空間は、利用者の退屈感を増幅させる可能性がある。変化に富んだ空間設計が求められる。

固定観念をなくす

- 精神科病棟の環境は、常に変化し、改善していく必要がある。例えば「危険防止」の視点はもちろん重要だが、それに縛られすぎると、利用者の不信感につながる恐れがある。
- 固定観念にとらわれず、新しい視点を取り入れることが大切である。

デキナース

閉鎖病棟は、構造上制限的な環境であるため、利用者が安心できる環境を考え続ける必要がある。
開放病棟では「病棟管理」と「利用者のリカバリーに向けた看護ケア」を常に意識しながら治療環境を考えることが求められる。

治療環境への配慮

文化的背景

 精神科看護において、文化的背景は、利用者への理解を深め、より適切なケアを提供するために不可欠な要素である。利用者の多様性を尊重し、個々の利用者に合わせたケアを提供することが重要となる。

精神科看護における文化的背景

- 精神科看護においては、利用者の心の状態だけでなく、その人がもつ文化的背景が、利用者の症状や治療への反応に影響を与える可能性がある
- 同じ症状でも、文化的背景によって、その意味や表現が異なる場合がある
- 宗教的な信念や文化的な慣習が、治療法の選択や治療への協力に影響を与えることがある
- 異なる文化的背景をもつ利用者とのコミュニケーションでは、言葉づかいや非言語的なコミュニケーションなど、注意が必要となる
- **家族の文化的な背景を理解する**ことは、利用者への支援に不可欠である

文化的背景
ジェンダー、宗教、民族性、言語、経済、教育など

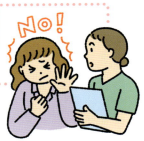

利用者と医療者の文化的背景の違いが軋轢を生むことも

 POINT

- 医療者は、自己中心的視点（自分の文化的な背景を基準にすること）で、利用者の文化を評価しないように注意する。

文化的背景による影響(例)

ジェンダーと精神科看護	・ジェンダーロール(性役割)は、性別に基づいて社会的、文化的に適切または望ましいとみなされる役割と考えられている。ジェンダーロールは、症状の表現や治療への期待に影響を与える可能性がある ・精神疾患の発症率や症状には、性差(男性と女性での違い)がある場合もある ・性的マイノリティの利用者に対しては、差別や偏見のないケアが求められる(>> p.36)
宗教と精神科看護	・宗教観は、苦しみや死に対する考え方、治療法への評価などに影響を与える ・宗教的な儀式が、利用者の心の安定に役立つ場合がある ・宗教的な禁忌を理解し、尊重することが重要である
民族性と精神科看護	・異なる民族間には、価値観や世界観の違いが存在する ・異なる民族の利用者とのコミュニケーションには、言葉の壁だけでなく、非言語的なコミュニケーションの理解も求められる ・精神疾患に対する反応は、文化によって異なる場合がある

文化的背景について看護師が注意すべきこと

配慮のポイント

- 利用者の文化的背景に関する知識を深める努力が必要である。
- 文化的な背景に対する偏見やステレオタイプを排除することも求められる。
- 文化的な背景について質問するときは、慎重に、理解を深める姿勢(オープンな姿勢)を示すことが重要となる。
- 多様な文化的背景をもつスタッフでチームを構成すると、より質の高いケアを提供することができる(しかし、多様であるがゆえに価値観のズレが生じやすく、チーム医療を遂行するうえでリスクとなる可能性がある)。

ステレオタイプ・一般化を避ける

- 文化的な背景に基づいたステレオタイプに陥らないように注意が必要となる。
- 一般化(すべての利用者が、その文化的な背景に当てはまる)わけではないことを理解する。
- 文化相対主義(すべての文化が平等であるという考え方)が、必ずしも正しいとは限らない。人の信念や慣行などは、その人の文化・価値観とも考えられ、理解されるべきものである。しかし、治療方針や社会的倫理などが価値観と相対化してしまうリスクがあり、慎重に扱わなければならない。

治療環境への配慮

ヘルピング・スキル

 利用者の心の状態を理解し、支援するための重要な技術である。利用者が抱える問題や悩みを共有し、解決に向けたサポートを行うことで、回復を促す。

ヘルピング・スキルの定義と目的[1]

- ヘルピング・スキルの「ヘルピング」は、ある人物が別の人物を援助して、感情（フィーリング）を探求し、洞察を得て、生活に変化を起こせるようにすることとして定義される
- ヘルピング・スキルは、コミュニケーションの言語的な形態と非言語的な形態の両方を含んでいる。ヘルピング・スキルの介入を行いながら、「利用者が自分自身の思考・感情・行動を積極的に探求していくことを促す」のが目標である

 ヘルピング・スキルは、利用者の心に寄り添い、その人らしい生活を送れるよう支援するために不可欠なものである。これらのスキルを習得し、実践することで、利用者の回復を促進し、よりよい看護を提供することができる。

ヘルピング・スキル活用にあたって看護師が注意すべきこと

配慮のポイント

- 常に利用者の視点に立ち、その人のペースに合わせて支援を行う。
- 利用者との信頼関係を築くことを最優先に考える。
- 精神科看護の専門知識に基づいた支援を行う。
- 自分のヘルピング・スキルを客観的に評価し、改善に努める。

ヘルピング・スキルの学びかた

- 同僚とロールプレイを行い、実践的なスキルを習得する。
- スーパービジョン（精神科認定看護師や精神看護専門看護師などからフィードバックを受けること）により、スキルアップを目指す。
- 精神科看護に関する書籍や論文を読み、知識を深めることも大切である。

ヘルピング・スキルの主な内容（自己探索段階）[1]

注目と傾聴	● **共感**：利用者の気持ちに共感し、理解しようとする姿勢を示す ● **非言語的コミュニケーション**：相手の表情や動作に注意を払い、共感していることを伝える ● **中断しない**：相手が話している途中で遮らず、最後まで話を聞く
質問	● **オープンな質問**：利用者の考えや感情を引き出すような、答えが1つに定まらない質問をする 例）「最近、何か楽しいことはありましたか？」 ● **クローズドな質問**：特定の情報を集めるため、「はい」か「いいえ」で答えられる質問をする 例）「今日はよく眠れましたか？」
言い換え	● **確認**：利用者の話を要約することで、自分が正しく理解しているか確認する 例）「つまり、あなたは○○ということに悩んでいるのですね」
感情の反映	● 利用者の言葉や態度から、その人が感じている感情を推測し、言葉で返す 例）「○○というお話、とてもつらいですね」
適度な 自己開示	● 必要に応じて、自分の経験や感情を共有することは、利用者の安心感につながる 例）「私も似たような経験をしたことがあります」
具体的な提案	● 利用者の問題解決に向けて、具体的な提案を行う 例）「一緒に解決策を考えてみましょうか」

文献
1) Hill CE著, 藤生英行監訳：ヘルピング・スキル第2版. 金子書房, 東京, 2014：23-26.

精神科医療の利用者の特徴

防衛機制

 人が強い不安やストレスを感じた際に、無意識的にはたらく心の防御システム。自分の心を守り、精神的なバランスを保つために、さまざまな方法で現実から目をそらしたり、感情を歪めたりする。

▶ 精神科看護と防衛機制

- 精神疾患を抱える利用者は、強い不安やストレスを感じていることが多く、さまざまな防衛機制を用いている可能性がある
- 看護師が利用者の防衛機制を理解することで、利用者の行動や言動の背景を理解し、より適切な看護ケアを提供することができる

▶ 防衛機制の種類と特徴

抑圧	嫌な記憶や感情を意識から遠ざける
投影	自分の嫌な感情や欲求を相手に押しつける
合理化	行動や感情を正当化するように解釈する
反動形成	抑え込んでいる感情とは反対の行動をとる
退行	より幼いころの行動パターンに戻る
昇華	社会的に受け入れられる行動にエネルギーを転換する
否認	現実を認めようとしない
転移	特定の人物への感情を、別の対象へ向け替える

 POINT

- 防衛機制は、利用者が心のバランスを保つための無意識的な行動
- 看護師は、防衛機制を理解し、適切な看護ケアを提供することで、利用者の回復を支援する

防衛機制が看護ケア提供に及ぼす影響（例）

自宅への退院が決まったが、退院の話に一切応じず「まだ入院が必要」と訴える

利用者の心のなかにある自宅退院への不安が**否認**として現れている

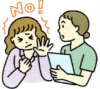

この利用者は「自分を避けている、嫌っている」と感じる

医療者自身の苦手意識が**投影**されている

- その利用者が「安心できる・安全だと考えられる」には、どのような看護ケアが必要で、どうすれば提供できるのかを考え続けることが大事なポイントとなる。

防衛機制について看護師が注意すべきこと

配慮のポイント

- 利用者がどのような防衛機制を使っているのかを理解する。そのうえで、利用者を責めたり、判断したりせず、共感的な態度で接する。
- 利用者が安心して自己表現できるような安全な環境を提供する。
- 言葉だけでなく非言語的な行動にも注意を払い、防衛機制を読み解く。
- 利用者の防衛機制を急に変えようとするのではなく、段階的にアプローチする。
- 医療者が適切な範囲で自己開示（自分の考えや感情を共有）することで、信頼関係を築く。

やってはいけないこと

- ラベルづけ（利用者を特定の防衛機制で固定化すること）を避ける。
- 感情移入（利用者の感情に巻き込まれること）しすぎない。
- 自分（看護師）の個人的な意見を押しつけない。

精神科医療の利用者の特徴

高齢化

 精神科看護の現場において、利用者の高齢化はますます進んでいる。この変化に伴い、従来の精神科看護とは異なる視点やケアが必要になってきている。

▶ 精神科看護と高齢化

- 日本社会全体の高齢化に伴い、精神疾患を抱える高齢者も増加している
- 一般病院においても、入院してきた利用者が、認知症をはじめとする精神疾患を合併している(あるいは発症する)ケースが日常的な状態になっている。リエゾン精神看護専門看護師など精神科リエゾンチームが、精神医療と身体医療をつなぎ、入院利用者への包括的な医療を提供している
- 高齢者の精神疾患の特徴として、**高齢期特有のうつ病**、**認知症との合併**、**身体疾患との共存**など、多様な課題を抱えていることが挙げられる

▶ 精神疾患を抱える高齢者の特徴と注意点

多様な疾患の合併	精神疾患に加え、高血圧、糖尿病、認知症など、複数の疾患を併せもつことが多く、包括的なケアが求められる
身体機能の低下	視力、聴力、運動機能の低下により、コミュニケーションや日常生活動作が困難になる場合がある
薬物療法の複雑化	多数の薬剤を服用している場合があり、薬物相互作用や副作用に注意が必要となる
社会的な孤立	家族や友人との関係が希薄になり、孤独感を抱えていることが多い

 精神科看護における高齢化は、新たな課題を提示するとともに、看護師の専門性を高める機会でもある。
精神疾患を有する高齢者への看護ケアは、単に疾患に対する治療だけでなく、その人の尊厳を尊重し、より豊かな生活を送れるよう支援することが大切である。

高齢の利用者対応にあたって看護師が注意すべきこと

配慮のポイント

- 個別性（利用者の年齢、病歴、生活習慣、価値観など）を考慮し、1人ひとりに合ったケアプランを作成する。
- 身体機能の低下に対応するため、食事・排泄・清潔などの基本的なケアに加え、身体ケア（運動療法やリハビリテーション）も必要となる。
- 認知機能の低下がみられる場合は、簡単な言葉でゆっくりと説明し、視覚的な補助を用いるなど工夫する。
- 精神症状（うつ症状、不安症状、幻覚、妄想など）に対する薬物療法や心理療法を行う（>> p.118）。
- 家族や地域社会との連携を密にし、利用者の社会参加を支援する。
- 多職種（医師、精神保健福祉士、薬剤師、栄養士、理学療法士など）と連携し、包括的なケアを提供する。

 ココ知り

利用者の高齢化に対して求められること

- 高齢者の精神科看護に携わる専門家の育成が急務である。
- 地域包括ケアシステムとの連携（病院だけでなく、地域での支援体制の構築）が重要となる。
- 高齢者特有のニーズに対応できる精神科医療施設の整備が求められている。

精神科医療の利用者の特徴

利用者背景

 精神科看護において、利用者背景を把握することは重要となる。特に重要となるのは、①生育歴、②不安・孤立・過労・不眠の影響、③認知機能、④運動機能である。

利用者背景の主な構成要素

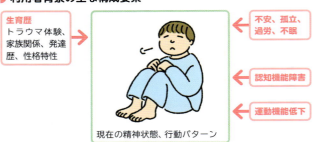

生育歴

- 精神科看護において、利用者の生育歴は、その人の現在の精神状態や行動パターンを理解するうえで非常に重要な情報である
- 生育歴から、利用者が抱えている心の傷や、その人らしい生き方、そして今後の回復に向けてどのような支援が必要なのかを推測することができる
- 生育歴をふまえた看護ケアを提供することで、利用者の回復を促進し、よりよい生活を送れるような支援が可能となる

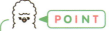 POINT

- 生育歴は非常にデリケートな情報であるため、プライバシー保護に十分配慮する。
- 生育歴から得られた情報をもとに、安易な憶測や決めつけは避ける。
- 必要に応じて、精神科医や公認心理師など、他の専門家と連携し、より包括的な支援を提供する。

🔖 生育歴から得られる情報と看護の関係

トラウマ体験	● 虐待、いじめ、重大な病気などのトラウマ体験は、のちに精神的な問題を引き起こす可能性がある ● トラウマ体験を理解することで、利用者の恐怖心や不安感を軽減するケアを計画できる
家族関係	● 家族との関係性は、自己肯定感や対人関係の形成に大きな影響を与える ● 家族と良好な関係が築けていなかった利用者に対しては、対人関係のスキルアップを支援するような介入が必要となる場合がある
発達歴	● 学業成績、友達関係、異性との関係など、発達段階ごとの課題をどのように乗り越えてきたかを知ることで、現在の問題行動の背景を理解することができる
性格特性	● 生まれもった性格や気質は、ストレスへの対処法や人とのかかわりかたに影響を与える ● 利用者の性格特性を理解すると、より個別性の高いケアを提供できる

🔖 生育歴をふまえた看護ケアのポイント

傾聴	● 利用者の生育歴をじっくりと聞き、共感的な態度で接する
非批判的な姿勢	● 過去の出来事を非難したり、価値判断をしたりすることは避ける ● 利用者の気持ちを尊重し、批判的な姿勢をとらない
信頼関係構築	● 利用者が安心して話せるような信頼関係を築くことで、より詳細な情報を得ることができる
個別化されたケア	● 生育歴に基づいて、個別化されたケアプランを作成し、実行する
家族への支援	● 必要に応じて、家族への支援も検討する

デキナース

例えば「中学3年生のときからひきこもり状態」という成育歴がある20歳代の利用者の場合、家庭や学校で得られるはずだった社会経験が不十分である。そのため「他者との関係構築や社会的ルールの理解、コミュニケーション能力など、未熟な部分をもっている可能性がある」ことをふまえて看護ケアを提供する。

不安・孤立・過労・不眠の影響

- 利用者の精神症状を悪化させる重要な要素として、不安・孤立・過労・不眠などの影響が挙げられる。これらの症状は、多くの精神疾患に共通してみられ、また、症状の悪化や新たな問題を引き起こす可能性もはらんでいる
- 精神科看護では、これらの症状に注目し、利用者の状態を総合的に評価することで、より適切なケア提供をめざす
- これらの症状は、単なる身体的な不調ではなく、精神疾患と深くかかわっていることを理解し、利用者1人ひとりの状況に合わせた支援を行うことが重要である

精神疾患と不安・孤立・過労・不眠の関係

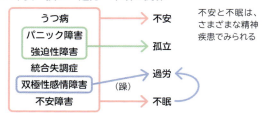

不安と不眠は、さまざまな精神疾患でみられる

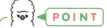

> **POINT**
> - 不安・孤立・過労・不眠は、精神疾患の悪化や、新たな問題を引き起こす可能性がある。早期に介入することで、症状の悪化を防ぐ。
> - これらの症状を改善することで、利用者の生活の質(QOL)を向上させる。
> - これらの症状の変化を観察することで、治療の効果を評価することができる。

不安・孤立・過労・不眠への対応

症状の評価	● 利用者の不安、孤立感、疲労感、睡眠の状態などを詳細に評価する
原因の究明	● 症状の原因となる精神疾患や、生活環境、人間関係などの要因を明らかにする
治療計画への貢献	● 医師や他の医療スタッフと協力し、薬物療法、心理療法などの治療計画を立てる
日常生活支援	● 規則正しい生活、バランスの取れた食事、適度な運動など、日常生活の支援を行う
対人関係支援	● 利用者が安心して話せるような環境をつくり、対人関係の悩みを解決するための支援を行う
家族への支援	● 家族への病状説明や、家族が利用者をサポートするためのアドバイスを行う

Column 精神科看護師のもう1つの役割

　みなさんは、学生時代に精神科実習を行って、どのようなイメージを持ちましたか？

　近年、精神科のネガティブな全国ニュースが流れたことを記憶している方も、以前からこころの病に苦しんでいる方を見てきた方もいるかもしれません。いずれにしても、自分の経験や考えが、無意識のうちに精神科へのイメージを作っていると考えられます。

　こころの病気予備軍の人たちは、私たち看護師より、精神科やこころの病気に関する知識がありません。マスメディアによる一方的な情報によって偏った認識をもっている可能性があります。精神科看護師の役割の1つでもある「精神科に関する正しい情報を社会に発信する、知ってもらう」という意識をもつことも大切です。

認知機能

- 認知機能には、記憶・注意力・判断力・遂行機能など、日常生活を送るうえで不可欠なさまざまな能力が含まれる。多くの精神疾患では、脳の機能に何らかの異常を伴うため、認知機能への影響が生じることがある
- 認知機能障害は、利用者の生活にさまざまな影響を与える。利用者の認知機能の状態を把握し、それに合わせたケアを提供することが、精神科看護では重要となる
- 精神科看護師は、認知機能評価、日常生活支援、認知リハビリテーションなど、さまざまなアプローチを通じて、利用者のQOL向上をめざす

 ココ知り

精神疾患によって生じる認知機能への影響
- **統合失調症**では、注意力の低下、記憶障害、実行機能の障害などが生じる。
- **うつ病**では、記憶力・集中力・処理速度の低下が生じる。
- 双極性感情障害の場合、**躁状態**では軽率な判断や衝動的な行動が、**うつ状態**では認知機能全般の低下が生じる。
- **認知症**では、進行性の記憶障害、見当識障害、言語障害が生じる。

認知機能障害がもたらす影響と看護の視点

日常生活の自立性の低下 買い物、料理、掃除などの家事が難しくなる	**自己肯定感の低下** 自分の能力が低下したと感じ、自信を失ってしまう
社会的な孤立 人とのコミュニケーションが困難になり、孤立感を感じやすくなる	**精神症状の悪化** 認知機能障害が、うつ病や不安などの精神症状を悪化させることがある

これらの影響を最小限に抑え、利用者の生活の質を向上させるために、個々の利用者の状態に合わせたケアを提供することが求められる

精神科看護における認知機能へのアプローチ

認知機能評価	● さまざまな認知機能評価ツールを用いて、利用者の認知機能の状態を客観的に評価する（MMSE：ミニメンタル状態検査など[» p.117]） ● 日常生活での行動観察を通じて、認知機能の変化に気づくことも重要
日常生活支援	● **安全な環境づくり**：転倒防止、迷子防止策など　〔環境調整は安心感や落ち着きを得るために重要〕 ● **視覚的な情報提供**：大きな文字、わかりやすい表示など ● **聴覚的な情報提供**：ゆっくり・はっきりとした話し方など ● **時間管理の支援**：時計、カレンダーの使用を促す ● **日常動作の支援**：食事、着替え、入浴などのサポート ● **活動の提供**：認知機能を刺激する活動（記憶訓練ゲーム、計算問題など）の提供
コミュニケーション	● シンプルでわかりやすい言葉（専門用語を避け、平易な言葉）で説明する ● 非言語的なコミュニケーション（視線、表情、身ぶり手ぶりなど）を活用する ● 利用者が理解するまで、ゆっくりとていねいに説明する
家族への支援	● **病状説明**：利用者の認知機能の変化について、家族に詳しく説明する ● **ケアの指導**：家族が利用者をサポートするための具体的な方法を教える ● **支援グループの紹介**：家族同士が情報交換できる場を紹介する
その他	● **薬物療法**：認知機能改善薬の投与 ● **心理療法**：認知行動療法など、認知機能改善を目的として行う ● **チーム医療**：医師、薬剤師、作業療法士、言語聴覚士など、多職種と連携してケアを行う

運動機能

- 運動機能は、精神疾患のある利用者のQOL向上や社会復帰に影響する重要な要素である
- 看護師は、利用者の状態や目標に合わせて、個別化された運動療法を提供し、精神面も含めた包括的なケアを行う

精神疾患のある利用者における運動機能の低下

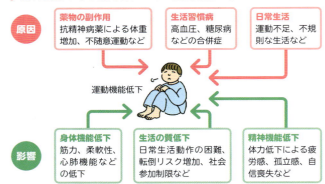

原因

- **薬物の副作用**：抗精神病薬による体重増加、不随意運動など
- **生活習慣病**：高血圧、糖尿病などの合併症
- **日常生活**：運動不足、不規則な生活など

運動機能低下

影響

- **身体機能低下**：筋力、柔軟性、心肺機能などの低下
- **生活の質低下**：日常生活動作の困難、転倒リスク増加、社会参加制限など
- **精神機能低下**：体力低下による疲労感、孤立感、自信喪失など

POINT

- 利用者のモチベーションを維持する：励まし、称賛を惜しまない。
- 安全な運動の実施を支援する：正しい運動方法を指導する。
- 利用者や家族からの相談に対応する：不安や疑問にていねいに答える。

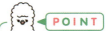

運動療法の効果の見かた

① 身体機能の改善：筋力、柔軟性、心肺機能の向上
② 精神症状の改善：うつ症状の軽減、不安感の減少、QOLの向上
③ 社会参加の促進：自信の回復、社会的なつながりの拡大

精神科看護における運動機能へのアプローチ

アセスメント	●身体機能評価（筋力、柔軟性、心肺機能、バランス能力など）を客観的に評価する ●運動歴・習慣（過去の運動経験、現在の運動習慣、運動に対する意欲など）を把握する ●運動機能に影響しうる合併症（高血圧、糖尿病など）の有無を確認する ●精神症状が運動機能に与える影響を評価する
運動療法	●利用者の状態や目標に合わせ、運動の種類・強度・頻度を調整する ●転倒防止、心拍数モニタリングなど、安全に運動できる環境を整える ●多様な運動（筋力トレーニング、有酸素運動、柔軟体操など）を取り入れる ●運動を楽しめるよう工夫する（ゲーム要素を取り入れる、グループで行うなど）
精神面のケア	●運動の目的や効果を説明し、運動に対する不安を取り除く ●モチベーション向上のため、小さな目標を設定して達成感を味わえるようにする ●集団活動に参加し、他の利用者との交流をとおして、社会性を高める
生活習慣の改善	●栄養バランスの取れた食事について指導する ●質の高い睡眠を十分にとれるよう、適度な運動を行い、寝室やベッドなどの睡眠環境を整える ●ストレスマネジメントとして、その人の生活のなかでできる気分転換にも効果のある方法（屋外でのウォーキング、屋内でできるアロマテラピーや筋力トレーニング、ヨガなど）を一緒に考える
家族・地域との連携	●家族への指導を行い、家庭での運動継続を支援する ●地域資源を活用できるよう、地域の運動施設やグループを紹介する

こんなときどうする
利用者の多様なニーズを適切にとらえたいとき

利用者のニーズを理解してアセスメントにつなげる

- 利用者のニーズを多角的にとらえ、より人間らしいケアを提供し、利用者の心身の健康回復を支援するためには、**マズローの欲求階層モデル**を念頭に置いてアセスメントする
- 精神疾患のある利用者は、さまざまなレベルの欲求が満たされていない可能性があることを理解してかかわる

マズローの欲求階層モデル

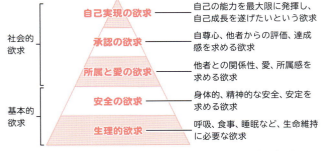

下位の欲求が満たされた段階で、上位の欲求を持つというのが基本的な考え方である

> POINT
> - 精神疾患で入院している利用者は、呼吸や食事など生理的欲求は満たしているが、**精神的な安全や安心を求める欲求ニーズが高い**ことは、容易にイメージできる。
> - 精神疾患の病状や精神科病院での入院治療など、その欲求ニーズを高めるためにどのような看護ケアが適切なのかを考え、介入することがよいケアにつながると考えられる。
> - マズローの欲求階層モデルは、その入院利用者の心理状況を理解するうえで役立つだけでなく、治療や看護介入の評価にも利用できる。

▶ 精神科看護における欲求階層モデルの活用

生理的欲求	● **食事**：栄養バランスの取れた食事を提供し、摂食障害への対応を行う ● **睡眠**：質の高い睡眠が得られるよう環境を整え、睡眠障害への対応を行う ● **排泄**：排泄の自立を支援し、排泄障害への対応を行う	
安全の欲求	● **身体的安全**：自傷行為や他害行為の予防、転倒防止などを行う ● **精神的な安全**：安定した治療環境を提供し、不安や恐怖を軽減する	
所属と愛の欲求	● **人間関係**：利用者同士や職員との交流を促進し、所属感を与える ● **家族との連携**：家族との関係性を円滑にし、支援体制を構築する	
承認の欲求	● **達成感**：小さな目標を設定し、達成感を味わえるような支援を行う ● **自己肯定感**：利用者の強みや可能性を認め、自己肯定感を高める	
自己実現の欲求	● **自己成長**：利用者自身の目標達成を支援し、自己成長を促す ● **能力開発**：趣味活動やボランティア活動など、新たな能力開発の機会を提供する	

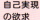

看護ケアのポイント

- 利用者1人ひとりの背景や価値観を理解し、個別のケアプランを作成する。
- 医師、公認心理師、作業療法士など多職種と連携し、包括的なケアを提供する。
- 利用者自身が主体的に治療にかかわれるよう、意思決定のプロセスを支援する（利用者中心のケア）。
- 医療者のイメージを先行し、かかわりを急がない。簡単に欲求ニーズは高まらないことを理解しておくことが大切である。

こんなときどうする
利用者の抱える発達課題を適切にとらえたいとき

利用者の発達課題をとらえて包括的なケアにつなげる

- 精神疾患をもつ利用者は、過去の発達段階で未解決な課題を抱えていることが多い。それらの発達課題が、現在の精神症状（不安、抑うつ、対人関係の困難など）に影響している可能性がある
- 利用者の発達史を振り返ることで心理社会的発達を理解し、個々の利用者に合わせたケアを提供するためには、**エリクソンの発達段階モデル**を参考に、過去と現在を結びつけ、利用者の心理社会的な側面を深く理解することが大切である

エリクソンの発達段階モデル

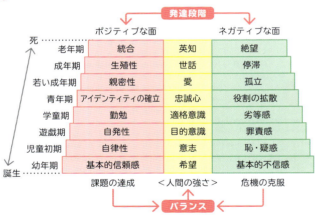

岡堂哲雄, 内山芳子, 岩井郁子 他：患者ケアの臨床心理. 医学書院, 東京, 1978：37. より引用

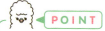

> **POINT**
> - 発達段階モデルは「人の成長には心の発達が必要不可欠である」という考えに基づく。
> - 人は、人生のさまざまな局面で、多くのライフイベントを経験する。幼少期には保育園通園などで親と離れる経験、思春期には親や社会への反抗、成年期には結婚や出産など、成長する過程で直面する出来事（共通課題）がある。人は、他者とのかかわりをとおしてこれらの**共通課題を乗り越えることが、心の成長につながる**というものである。

発達障害が看護ケア提供に及ぼす影響（例）

幼年期の発達課題：「基本的信頼感⇔基本的不信感」という葛藤（他者を信頼できるかできないか）

不信感＜信頼感の状態で過ごせれば…
「つらいときは、誰かが助けてくれる」「人は、つらいとき、助けてくれる」

信頼感＜不信感の状態で過ごすと…
「孤独」「信用できるものはない」「人は安心できない」

幼年期から育児放棄・虐待を受けていた成育歴がある利用者の場合、このような人間関係の基盤となっている可能性がある

精神科看護における発達段階モデルの活用：治療への介入

- 過去の未解決な課題を再体験し、乗り越えるための支援を行う
- **ロールプレイ**：過去の出来事をロールプレイし、感情を表現する機会を提供する（公認心理士とともに慎重な介入が必要）
- **集団療法**：他の利用者との交流をとおして、共感や理解を深める

看護ケアのポイント

- 利用者の生育歴をていねいに聞き取り、発達段階ごとの課題を把握する（≫ p.24）。
- 利用者の内面世界（感情や体験）に共感し、受容的な態度で接する。
- 利用者と対話するときは、支持的コミュニケーションを心がける。
- 利用者と協力して治療目標を設定し、達成感を味わえるようにする。
- 家族との関係性を円滑にし、治療に協力してもらう。

利用者をとりまく環境：法的側面

精神保健福祉法

 精神障がい者の権利の擁護と、その福祉の増進を目的として制定された法律。精神科看護に深くかかわる内容が規定されている。

▶ 精神保健福祉法の役割

- **精神科看護の根拠となる法律**であり、看護師は法令に基づいた看護を提供する必要がある
- 利用者の人権を尊重し、安全な医療を提供するための指針となる
- 精神科看護師が、医療チームの一員として、医師や他の医療者と連携して利用者の治療計画を作成し実施するための指針となる
- 精神科看護における倫理的な問題に対して、法的な観点から対応することができる

▶ 精神保健福祉法で看護師がおさえておくべきポイント

利用者の権利の尊重

- **自己決定権**：利用者の意思を尊重し、可能な限り自己決定を支援する。
- **情報提供**：利用者に、治療内容や入院について、わかりやすく説明する。
- **同意取得**：治療や入院について、利用者の同意を得る。
- 利用者のセクシュアリティを尊重し、プライバシーを保護する。

入院形態

- **任意入院**：本人の意思に基づく入院。
- **医療保護入院**：本人が判断能力を欠く場合に、家族などの同意を得て入院。
- **措置入院**：精神保健指定医2名の診断に基づき、知事が入院を決定。
- **応急入院**：急な入院が必要な場合に、一定の期間入院。

行動制限（ >> p.38）

- 行動制限は、すべて利用者を守るために行われるもの。利用者の人権擁護・倫理的配慮がなされなければならない。
- 行動制限は、利用者の安全確保のために必要最小限にとどめる。
- 行動制限を行う際には、必ず利用者に理由を説明する。

退院支援

- 利用者の社会復帰に向けて、退院計画を作成し、支援を行う。

法的側面について精神科看護師が注意すべきこと

- 利用者の権利を尊重し、自己決定を支援する
- 倫理的な観点から、利用者に接する
- 医療チームの一員として、他の医療者と協力して利用者のケアを行う

医療観察法

精神障がい者に関連する法律としてもう1つおさえておきたいのが、医療観察法(心神喪失等の状態で重大な他害行為を行った者の医療及び観察等に関する法律)である。

これは、心神喪失や心神耗弱の状態で、重大な他害行為を行った人に対して、適切な医療を提供し、社会復帰を促進することを目的とした制度で、裁判官と精神科医(精神保健審判員)による審判によって専門的な治療と処遇を決定するしくみを定めたものである。

Column 利用者や家族の精神科治療のイメージ

一般の人は、精神科病棟に閉鎖的で、さらに偏ったイメージをもっていると考えられます。

はじめて精神科を受診する利用者や家族は、情報も知識も経験もありません。脳に直接作用する薬や制限された入院環境など、わからないことだらけで不安なことでしょう。精神科看護師には、そのような利用者本人や家族の不安を理解し、少しでも軽減するかかわりが求められます。

臨床で働くうえで「治療することが当たり前」の意識にならないよう注意しましょう。当たり前が無意識になってしまうと、医療者のかかわりが、利用者を否定する(例えば「治療に積極的でない」というレッテルを貼る)ような場面になるリスクがあります。利用者や家族の精神科治療へのイメージを理解することは、精神科看護師にとって大事です。

利用者をとりまく環境：人権擁護

行動制限

 精神科看護において、行動制限は、利用者の安全確保や治療効果の向上を目的として行われることがある。しかし、利用者の人権を尊重し、最小限の制限にとどめることが重要となる。

行動制限を行う際の注意点

- 精神科看護における行動制限は、**利用者の安全確保と治療効果の向上**を目的とする。しかし、**利用者の人権を制限する側面がある**ため、倫理的な問題を伴う
- 看護師は、利用者の尊厳を尊重しながら安全な医療を提供するという難しい課題に直面する

POINT

- 精神保健福祉法では「入院中の利用者の行動について、医療または保護に欠くことのできない限度において、必要な制限を行うことができる」と規定されている。
- 具体的には、通信・面会の制限、隔離、身体的拘束などが挙げられる。

行動制限を行うにあたっておさえておくべきこと

必要最小限の原則	・行動制限は、利用者の安全確保のために必要最小限にとどめる
事前の説明	・行動制限を行う際は、必ず利用者に理由を説明し、理解を得るよう努める
代替手段の検討	・行動制限に代わる、より穏やかな対応策を検討する
定期的な見直し	・行動制限の必要性を定期的に見直し、**解除できる状態であればすみやかに解除**する
記録の整備	・行動制限の内容や理由、経過などを詳細に記録する

行動制限にかかわる看護ケアのポイント

安全確保	・行動制限が必要な利用者に対しては、十分な人員配置を行い、安全確保に努める
コミュニケーション	・行動制限によって不安を感じている利用者に対して、積極的にコミュニケーションを取り、理解を深める
代替活動の提供	・行動制限の時間帯に、利用者が安心して過ごせるような代替活動を提供する
家族への説明	・行動制限の必要性や経過について、家族にていねいに説明する
チーム医療	・医師、看護師、精神保健福祉士など、多職種で連携し、利用者の状態を共有し、適切なケアを提供する

行動制限を最小限にするための取り組み

- 病棟環境を安全かつ快適に整備し、利用者が落ち着いて過ごせるように工夫する
- 利用者1人ひとりの状態に合わせて、個別化されたケアプランを作成し、実行する
- 利用者の状態変化に早期に気づき、適切な対応を行う
- 行動制限に関する知識や技術を、スタッフ全員で共有する

落ち着いて過ごせる工夫（例）

受け持ち看護師や主治医が「安心できる人」になるために関係を構築していくプロセスが大切である。例えば、ヘルピング・スキル（≫p.18）の活用などが有効である。
そして、その「安心できる人に相談できる術」を明確にしておくことも、利用者が落ち着いて過ごすことにつながる。

利用者をとりまく環境：人権擁護

倫理的課題

精神科看護において、倫理的な側面は非常に重要である。精神疾患をもつ利用者は、さまざまな困難を抱えており、看護師は専門的な知識と倫理観に基づく最善のケアを提供することが求められる。

POINT

- 精神科看護における倫理は、単に法律や規則を守るだけでなく、利用者の尊厳を尊重し、最善のケアを提供するための指針となる。
- 倫理的な看護実践は、利用者との信頼関係を築き、治療効果を高めることにつながる。

精神科看護における倫理的側面で配慮すべきポイント

利用者中心のケア	● 利用者の自主性を尊重し、個々のニーズに合わせたケアを提供する
尊厳の保持	● 精神疾患があっても、1人ひとりが尊厳ある存在であることを認識し、差別や偏見のないケアを提供する
自己決定権の尊重	● 利用者の意思決定を尊重し、可能な限り自己決定を支援する
情報提供	● 利用者に、治療内容や入院について、わかりやすく説明し、同意を得る
秘密保持	● 利用者のプライバシーを保護し、秘密を厳守する
非暴力コミュニケーション	● 利用者の背景（》p.24）をふまえ、言語的・非言語的コミュニケーションをとる際には声かけ・距離感などにも気を配る
多職種連携	● 医師、薬剤師、精神保健福祉士など、多職種と連携し、包括的なケアを提供する

精神科看護における倫理的課題（例）

行動制限	● 利用者の安全確保のために必要な場合もあるが、人権とのバランスが難しい
セクシュアリティ	● 利用者のセクシュアリティを尊重しつつ、境界線を明確にする必要がある
家族との関係	● 家族との関係調整において、利用者の利益を最優先に考えなければならない
自己開示	● 利用者との関係構築のために自己開示をする場合、その度合いを適切に判断する必要がある
その他	● 利用者の自殺企図（》p.170）、幻覚・妄想への対応（》p.94）、家族からの虐待（》p.42）など

精神科看護における倫理的課題への対応（例）

認知症で入院している利用者の退院支援を行う際、認知機能障害で意思決定困難だからといって、その利用者に対して直接的な意思決定支援を行わない場面がみられる。これは、その利用者を「人」としてではなく「認知症のある利用者」として対応していることの現れである。
このような利用者に対しては、多職種チームや認知症看護認定看護師などが中心となって、その利用者や家族、地域支援者と一緒にその人の生活・人生も含めて検討し、関係者全員が決定責任を持つ。
具体的な退院先・支援内容などを、視覚（資料）や聴覚（音楽、音）など感覚へ働きかける工夫された説明を行うなど、意思決定に関して十分な配慮を行うことも求められる。

倫理的課題へのとりくみかた

- 倫理に関する知識やスキルを習得するための教育プログラムを積極的に受講する
- 倫理的な問題が生じた際は、倫理委員会に相談する
- 経験豊富な精神科認定看護師、精神看護専門看護師や精神科医から指導を受ける（スーパービジョン）
- 積極的に研修会などへ参加し、自己の価値観や倫理観を常に問い直し、成長を続ける

利用者をとりまく環境：人権擁護

虐待

 虐待はけっして許されるものではない。精神疾患をもつ利用者は特に、虐待のリスクが高い状況にある。看護師は、利用者の安全を守り、尊厳を尊重するため、虐待の早期発見と防止に積極的に取り組む必要がある。

▶ 精神科看護と虐待

- 精神科看護において、虐待防止は重要な課題である
- 看護師は、専門的な知識と倫理観を持ち、利用者の安全と尊厳を守るために、日ごろから注意深く観察し、適切な対応を行う必要がある
- 高齢者虐待については「高齢者虐待の防止、高齢者の養護者に対する支援等に関する法律（高齢者虐待防止法）」、子ども虐待については「児童虐待の防止等に関する法律」、障害者虐待については「障害者虐待の防止、障害者の養護者に対する支援等に関する法律（障害者虐待防止法）」などが法的根拠となる

▶ 虐待の種類（高齢者虐待防止法に基づく分類）

身体的虐待	● 殴る、蹴る、叩くなどの物理的な暴行
介護・世話の放棄・放任	● 著しい減食または長時間の放置、同居人による虐待行為の放置など
心理的虐待	● 侮辱、脅迫、無視など、精神的な苦痛を与える行為
性的虐待	● 望まない性的接触（下半身を裸にしたり、下着のままで放置するなど）
経済的虐待	● 当該高齢者から不当に財産上の利益を得る行為（財産を不当に処分するなど）

▶ 虐待の背景

利用者の依存性	● 利用者が介護者に依存している場合、虐待が発生しやすい
介護度の高さ	● 支援者もしくは家族が精神的・身体的に疲弊している場合、虐待につながる可能性がある
施設の体制	● 人員不足や、虐待に関する教育不足が原因となる場合もある

デキナース 幻覚・妄想など、利用者自身の行動が虐待と誤解される場合もある（» p.94）。

虐待の早期発見・防止のための看護ケア

- 利用者の身体的・精神的な状態を定期的に評価し、変化に気づく
- 利用者とコミュニケーションを重ねて信頼関係を築き、安心して話せる雰囲気を作る
- 家族への支援を行って負担軽減を図り、虐待のリスクを減らす
- 医師・精神保健福祉士など多職種と連携し、情報を共有する
- 虐待に関する研修から、虐待の種類、兆候、対応方法などを学ぶ
- 施設における虐待防止の体制を整備し、定期的に見直す

虐待防止のための取り組み

- 精神保健福祉法をはじめとする関連法規を理解する
- 施設における虐待防止のためのルールを明確にし、周知徹底する
- 職員が気軽に相談できる窓口を設置する
- **外部機関との連携**：地域の医療機関や福祉機関と連携し、情報交換を行う

虐待発見時の対応

利用者の安全確保
まずは利用者の安全を確保し、二次被害を防ぐ
↓
証拠の保全
虐待の証拠となる可能性のあるものを保全する
↓
通報
自治体の虐待通報窓口に通報する
↓
利用者の支援
利用者が安心して治療を受けられる環境を提供する

POINT
- 精神保健福祉法の改正により、2024年4月から、精神科病院における虐待通報が義務化されている（» p.36）。
- 各自治体において、精神科病院における虐待の未然防止や早期発見の取り組みを進めるため、常設の虐待通報窓口を開設し、精神障害に関する専門的な知識や経験などを有する職員が、通報や相談を受け付けている。

基礎知識／虐待

精神科看護に必要な「考え方」

バイオ・サイコ・ソーシャルモデル

 人間の健康や疾患を、3つの側面（生物学的・心理学的・社会的な要因）が相互作用した結果としてとらえる考え方。精神科看護の利用者を**包括的に理解**し、より効果的なケアを提供するための重要な概念である。

● バイオ・サイコ・ソーシャルモデル（BPSモデル）の3側面

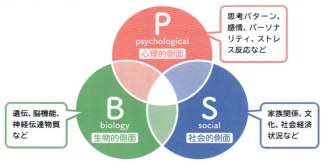

- 利用者の全体像を把握し、より包括的なケアを提供できる
- 利用者の状態に合わせて、個別化されたケアを提供できる
- 3つの側面（生物的、心理的、社会的な側面）からアプローチすることで、治療効果の向上につながる
- 再発のリスク要因を特定し、再発防止につながるケアを提供できる

デキナース　BPSモデルは、利用者の弱みだけでなく、強み（ストレングス）も重視する（》p.180）。そのため、利用者のモチベーションを上げる支援を大切にし、セルフケア・セルフマネジメントの力を向上させることにもつながる。

BPSモデルに基づく看護ケアの全体像

アセスメント	● 利用者の身体的な症状、心理的な状態、生活環境などを包括的に評価し、問題点を特定する
治療計画	● 生物的、心理的、社会的な側面を考慮した治療計画を作成する
看護介入	● 薬物療法、心理療法、社会的な支援など、さまざまな介入を組み合わせたケアを提供する
家族への支援	● 家族の状況を把握し、家族を含めた支援計画を立てる
地域社会との連携	● 地域の医療機関や福祉機関と連携し、利用者の社会復帰を支援する

BPSモデルに基づく看護ケアの具体例

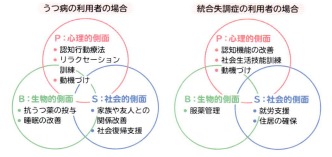

BPSモデル（Bio-Psycho-Social model）：バイオ・サイコ・ソーシャルモデル

精神科看護に必要な「考え方」

パーソナルリカバリー

 精神疾患をもつ人が、単に症状をコントロールするだけでなく、自分らしい生き方を見つけ、社会のなかで目標を持ち、主体的に生活を送っていくことをめざすプロセスである。医療者主導の治療から、利用者自身が主体的にかかわる回復へと視点がシフトした概念である。

パーソナルリカバリーの理解

- 精神科看護において、パーソナルリカバリーは、利用者のQOL（生活の質）向上に不可欠である
- 単に症状を抑えるだけでなく、利用者自身の希望や目標を尊重し、その達成を支援することで、より豊かな人生を送ることをめざす

パーソナルリカバリーを阻害する要因

スティグマ
精神疾患に対する偏見や差別は、リカバリーの大きな障害となる

経済的な問題
医療費や生活費の負担は、リカバリーを困難にすることがある

社会的な孤立
社会的なつながりが希薄な状態は、リカバリーを遅らせる可能性がある

治療への不信感
治療の効果を実感できず、治療を中断してしまうことがある

精神科看護師ができること
- 精神疾患に対する理解を深めるための啓発活動
- 経済的な支援（医療費の助成制度や生活支援制度などの紹介）
- 地域の資源を活用し、社会参加を支援する
- 利用者に治療の意義や重要性を説明し、治療への協力を得る

パーソナルリカバリーを支援する看護ケア

利用者との共感的関係構築
- 利用者の話をじっくりと聴き、共感することで信頼関係を築く。
- 利用者の価値観や目標を尊重し、寄り添う。

利用者の強み発見
- 利用者がもつ強みや資源を見つけ出し、それを活かせるよう支援する。
- 過去の経験や成功体験を振り返り、自己肯定感を高める。

目標設定の支援
- 利用者と一緒に具体的な目標を設定し、達成に向けて共に歩む。
- 目標は、利用者自身が達成可能で、かつ意義を感じられるものであることが重要。

自己効力感の向上
- 利用者が自分自身で問題を解決できるという感覚を育む。
- 小さな成功体験を積み重ね、自信へとつなげる。

社会参加の支援
- 地域活動への参加やボランティア活動など、社会参加を促す。
- 社会とのつながりを深めることで、孤立感を解消し、QOLの向上をめざす。

家族への支援
- 家族を含めた支援体制を構築し、利用者の回復を支援する。
- 家族の不安や悩みを聴き、必要な情報を提供する。

多職種連携
- 医師、臨床心理士、精神保健福祉士など、多職種と連携し、包括的な支援を提供する。
- リカバリーモデルに基づいたプログラムを導入し、利用者の主体的な参加を促す。

> **ココ知り**
>
> **リカバリーモデルに基づくプログラム（例）**
>
> 元気回復プログラムとしての「**WRAP®**：Wellness（元気）Recovery（回復）Action（行動）Plan（プラン）（≫p.112）」や、疾患管理とリカバリープログラムとしての「**IMF**：illness management recovery」などがある。
> リカバリーのポイントとして、利用者の強み（ストレングス）に着目した**ストレングス・マッピングシート**も看護で利用されている。

精神科看護に必要な「考え方」

ノーマライゼーション

 精神疾患のある利用者が、社会の一員として、その人らしい生活を送れるよう支援するために重要な概念。利用者のQOL向上だけでなく、社会全体の福祉の向上につながる。

ノーマライゼーションの理解

- ノーマライゼーションとは、**障害の有無にかかわらず**、すべての人が、その人らしい生活を送れるようにするための考え方である
- 精神疾患のある利用者の場合、**社会的な偏見や差別**、そして**疾患自体の症状**により、日常生活や社会参加が制限されることがある。ノーマライゼーションは、こうした障壁を取り除き、誰もが平等に社会に参加できるような環境を整えることをめざす

精神科看護におけるノーマライゼーション

個人の尊厳の尊重	● 利用者を「その人」として尊重し、個々の価値観や生活スタイルを大切にする
自立支援	● 利用者の自立を促し、自己決定を支援する
社会参加の促進	● 地域社会とのつながりを深め、社会の一員としての役割を果たせるよう支援する
家族を含めた支援	● 家族の理解と協力のもと、利用者の療養生活を支援する
地域社会との連携	● 地域の医療機関、福祉機関、住民などと密に連携し、地域全体で利用者を支える体制を構築する

ノーマライゼーション推進のための看護ケア

- 利用者の状態や目標に合わせて個別なケアプランを作成し、定期的に見直す
- 利用者の話をじっくりと聞き、共感的な態度で接する
- 精神療法(認知行動療法や精神分析など)を行い、利用者の心の問題に対処する
- 精神科医と連携し、薬物療法を適切に行う
- 日常生活動作訓練、社会生活技能訓練、職業訓練など、さまざまなリハビリテーションを行う
- 他の利用者との交流の場を設け、社会性やコミュニケーション能力を高める
- 家族向けの教育プログラムや相談会を実施し、家族の負担軽減を図る

ノーマライゼーション推進にあたっての課題

人材不足
精神科看護師が不足しており、質の高いケア提供が困難

地域社会の理解不足
精神疾患に対する根強い偏見や差別

医療費の問題
長期的な支援が必要な利用者に、十分な医療費が確保されていない

課題解決のために
- 国や地域社会全体で、精神疾患に対する理解を深め、精神科看護の重要性を認識することが必要
- 精神科看護師の働きやすい環境を整え、人材育成を促進することも重要

認知行動療法とノーマライゼーションのかかわり

- 認知行動療法(CBT [≫ p.138])とノーマライゼーションは密接なかかわりをもつ
- CBTは、利用者の症状改善、問題解決能力の向上、社会的なスキル向上、そして自己効力感の向上を促す。つまり、利用者が、社会の一員としてその人らしい生活を送れるような支援となる

CBT(cognitive behavioral therapy):認知行動療法

▶ CBTがノーマライゼーションに貢献する理由

認知行動療法（CBT）		ノーマライゼーション
個人の思考パターンや行動を変化させることで、精神的な問題を改善する心理療法	社会生活への適応能力を高め、ノーマライゼーションの実現を支援する	障害の有無にかかわらず、すべての人が、その人らしい生活を送れるようにするための考え方

▶ CBTによって得られる効果

症状の改善	● さまざまな精神疾患（うつ病、不安障害、統合失調症など）の症状改善効果が期待できる ➡ 利用者の**自信や自己肯定感が高まり**、社会参加への意欲が向上する
問題解決能力の向上	● CBTでは、問題解決のための具体的なスキルを習得する ➡ 日常生活における困難な状況に対処できるようになる ➡ **自立的な生活を送るための基盤**が築かれる
社会的なスキル向上	● CBTでは、コミュニケーションスキルや対人関係の築き方など、社会生活で必要なスキルを習得する ➡ **周囲の人々との関係性が円滑になり**、社会参加を促進する
自己効力感の向上	● CBTを通して「自分の力で問題を解決できる」感覚が身につき、自己効力感が高まる ➡ 新たな挑戦への意欲につながり、**ノーマライゼーションの実現を後押し**する

▶ CBTとノーマライゼーションを連携させるための看護ケア

- 利用者の状態や目標に合わせて、個別化された認知行動療法の治療計画を作成し、定期的に見直す
- 利用者が治療に積極的に取り組めるよう、治療の意義や目標を分かりやすく説明し、モチベーションを高める支援を行う
- CBTで学んだスキルを日常生活にスムーズに適用できるよう、具体的な練習やロールプレイを取り入れる
- 職業訓練やボランティア活動など、社会復帰を支援するプログラムへの参加を促し、社会とのつながりを深める機会を提供する
- 家族にCBTについて説明し、治療への理解と協力を得ることで、治療効果を高める

こんなときどうする
精神疾患への偏見を軽減したいとき

基礎知識　ノーマライゼーション

- 精神疾患の体験や診断のラベルに付随するスティグマや不安を軽減させ、希望をはぐくみ、精神疾患への破局視（ネガティブな側面の誇張）を緩和するかかわりを行うスキルとして、**ノーマライジング**（normalizing CBT）がある
- ノーマライジングは、病的体験を利用者と対話し、体験を振り返り、考えることで、体験の神秘性を取り除くことを目標とする
- このスキルは安全であり、利用者や関係者に受け入れられやすく、利用者を安心させる効果が見込まれる

例：はじめて精神科病棟に入院する利用者の考え・気持ちをイメージ

| 病院や治療に関する不安が強いかもしれない |
| これからの人生について絶望感をもっているかもしれない |

これらの不安や絶望感を軽減させるかかわりがノーマライジング
➡ 気持ちを受け止めたうえで、否定的な考えをやわらげる情報を伝える

- ただし、現場では、**医療者が利用者の不安や絶望感を悪化させてしまうかかわりを持ってしまうリスクがある**ことも、併せて考える必要がある（>> p.24）

デキナース　近年、シェアードディシジョンメイキング（共同意思決定）の重要性がクローズアップされている。精神科看護でも、医療者主導ではなく、利用者・家族と必要な情報を共有し、ともに方針を決めていくことが大切である。

よくみる疾患

精神障害

統合失調症

 およそ100人に1人が発症するといわれる。陽性症状や陰性症状、認知機能障害が日常生活にさまざまな影響を与えるため、治療が必要となる。

原因
- 脳内の神経伝達物質（ドーパミンなど）が過剰に分泌されることで発症する脳の病気と考えられている。

代表的な症状

陽性症状	
幻覚 (》p.94)	・実際にはない声が聞こえる**幻聴**や、実際にはないものが見える**幻視**などがある ・「自身を批判する声」「襲いかかってくる」など、ネガティブな内容が多い
妄想 (》p.95)	・実際にはありえないことを信じてしまい、その考えを修正するのが難しくなる ・「嫌がらせを受ける」といった**被害妄想**や、関係のない出来事と自身を関連づけてしまう**関係妄想**（「テレビで自分のことが流されている」と考えるなど）、自分の能力や価値を必要以上に高く評価してしまう**誇大妄想**などがある
陰性症状（》p.100）	
感情鈍麻	・喜怒哀楽といった感情の起伏が少なくなる
思考の貧困	・会話の内容や量が乏しくなる（「はい／いいえ」という簡単な返答が増えるなど）
意欲の低下	・学業や仕事に対する意欲が低下する
自閉	・他者とかかわりを持とうとせず、部屋や布団に閉じこもる
認知機能障害	
記憶力の低下	・短期記憶の能力が低下したり、新しいことを覚えるのが苦手になったりする
注意・集中力の低下	・学業や仕事に集中できなくなったり、本が読めなくなったりする
判断力の低下	・物事を決めるのに時間がかかる

経過のイメージ

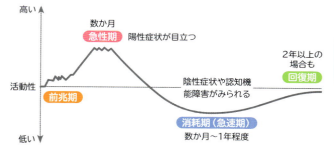

治療

一般的に行われること	
薬物療法（» p.118）	● 抗精神病薬の内服
精神療法（» p.134）	● カウンセリングの実施
精神科リハビリテーション（» p.142）	● 生活に関するさまざまなスキルの体験・学習（デイケアや作業所で行われる）
環境調整	● 退院後の生活を安定させる（訪問看護の導入、グループホーム入所など）
著しい幻覚妄想状態で、薬物治療の効果が乏しい場合	

● 修正型電気けいれん療法（m-ECT）も治療の選択肢の1つ（» p.132）

ケア

- 利用者の体験に寄り添いつつ、利用者・家族に疾患や内服に関する心理教育を行う
- 利用者が治療に継続して参加できるよう、地域支援者と情報を共有して体制を整える

デキナース　内服の中断は症状悪化の大きな誘因となるため、内服継続やLAIに関する支援を行う。LAI（long acting injection）は、1回の筋肉注射で1週間～1か月ほど薬の効果が継続する持続性注射薬のことをさす。

気分障害

うつ病

著しい気分の変調が一定期間以上にわたって継続し、日常生活に支障をきたした状態を**気分障害**と呼ぶ。気分障害のうち「気分が著しく塞ぎ込む状態が続く」のがうつ病である。

原因
- 脳内の心理的神経伝達物質（セロトニンやノルアドレナリン）のはたらきが障害されて起こると考えられている。
- 環境的要因や遺伝的要因との関係が示唆されている。

デキナース 家庭・学業・仕事などの失敗や喪失体験、もしくは昇進や結婚などのイベントをきっかけに環境が変化したことによる心理的なストレスが影響していると考えられている。

症状

基本的な症状	①抑うつ気分 ②興味と喜びの喪失 ③活動性の減退による易疲労感の増大や活動性の減少
その他認める症状	④集中力と注意力の減退 ⑤自己評価と自信の低下 ⑥罪責感と無価値観 ⑦将来に対する希望のない悲観的な見方 ⑧自傷あるいは自殺の観念や行為 ⑨睡眠障害 ⑩食欲不振

①〜③のうち2つ以上、かつ④〜⑩のうち2つ以上を認める状態がほとんど1日中、2週間以上続いた場合…軽症うつ病（最も軽い）

当てはまる症状の数が増えたり、日常生活への影響の度合いが強かったりすると、中等症・重症などと判断される

融道男 他 監訳：ICD-10精神および行動の障害 臨床記述と診断ガイドライン 新訂版. 医学書院, 東京, 2005：129.より作成

POINT
- 診断基準としての「軽症・中等症・重症」という名称は、利用者の「病気に対する認識の強さ」とは無関係であることに注意。

経過のイメージ

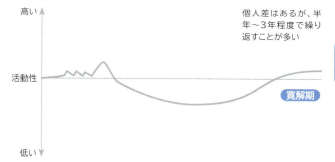

個人差はあるが、半年〜3年程度で繰り返すことが多い

治療

一般的に行われること	
薬物療法（» p.118）	・抗うつ薬の内服
精神療法（» p.134）	・カウンセリングや ・**認知行動療法**の実施
心理教育	・疾患について学ぶ
環境調整	・十分な休息をとる ・ストレス要因の緩和（発症のきっかけとなったストレス要因が明らかな場合）

> うつ病に対する認知行動療法は、有効性が示唆されており、薬物治療と同様に基本的な選択肢の1つとなる

薬物治療が奏効しない重症事例
・修正型電気けいれん療法（m-ECT）が行われる場合もある（» p.132）

ケア

- 疾患や内服治療に関する正しい知識が得られるよう、心理教育を行う
- 症状悪化のサインを知り、サイン出現時の対応について利用者と共有する
  - → 軽度の症状（眠りが浅い、ふだんより怒りっぽい、食欲や酒量の増加など）、いつもと違う行動が増えてきたら症状悪化のサインととらえる
- サイン出現時の対応には「頓服薬を飲む」「家族や支援者に相談する」「早めに受診する」などがあるが、利用者が**実行可能な内容を盛り込む**ことが大切である

気分障害

躁病

著しい気分の変調が一定期間以上にわたって継続し、日常生活に支障をきたした状態を**気分障害**と呼ぶ。気分障害のうち「気持ちが著しく高ぶった状態が続く」のが躁病である。

原因 ● 環境的要因や遺伝的要因との関係が示唆されている。

 デキナース

うつ病と同様に、家庭・学業・仕事などの失敗や喪失体験、もしくは昇進や結婚などのイベントをきっかけに環境が変化したことによる心理的なストレスが影響していると考えられている。

症状

起こりうる症状	①持続的な気分の高揚（少なくとも数日間は続く） ②気力と活動性の亢進 ③著しい健康感と心身両面の好調感 ④社交性の増大 ⑤多弁 ⑥過度ななれなれしさ ⑦性的活動の亢進 ⑧睡眠欲求の減少

①②を含み、③〜⑧のうち、いずれかの症状が1週間以上続く場合に診断される

融道男 他 監訳：ICD-10精神および行動の障害 臨床記述と診断ガイドライン 新訂版．医学書院，東京，2005：123.より作成

 POINT

◉ 注意力や集中力の低下から、学業や仕事などの日常生活を送るのが困難となる。
◉ 利用者本人は**躁の状態を自覚していないことも多く**、周囲（家族や同僚など）が変化に気づき、受診につながることも少なくない。

経過のイメージ

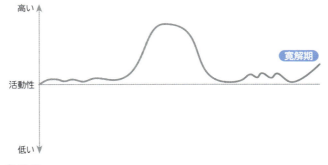

治療

一般的に行われること	
薬物療法(>> p.118)	● 気分安定薬や非定型抗精神病薬の内服
精神療法(>> p.134)	● カウンセリングや認知行動療法の実施
心理教育	● 疾患について学ぶ
環境調整	● 十分な休息をとる ● ストレス要因の緩和(発症のきっかけとなったストレス要因が明らかな場合)
薬物治療が奏効しない重症事例	
● 修正型電気けいれん療法(m-ECT)が行われる場合もある(>> p.132)	

ケア

- 疾患や内服治療に関する正しい知識が得られるよう、心理教育を行う
- 症状悪化のサインを知り、サイン出現時の対応について利用者と共有する
  ➡ 軽度の症状、いつもと違う行動が増えてきたら症状悪化のサインととらえる(>> p.55)
- サイン出現時の対応には「頓服薬を飲む」「家族や支援者に相談する」「早めに受診する」などがあるが、利用者が実行可能な内容を盛り込むことが大切である

気分障害

双極性感情障害（躁うつ病）

 著しい気分の変調が一定期間以上にわたって継続し、日常生活に支障をきたした状態を **気分障害** と呼ぶ。気分障害のうち「気分の高揚や活動性の増大を認める時期」と「気分の低下や活動性の減少を認める時期」があるのが双極性感情障害である。

原因 ● 遺伝的要因や環境的要因との関係が示唆されている。

 テキナース
うつ病や躁病と同様に、家庭・学業・仕事などの失敗や喪失体験、もしくは昇進や結婚などのイベントをきっかけに環境が変化したことによる心理的なストレスが影響していると考えられている。

症状と経過のイメージ

● 利用者の気分と活動性が、ある期間の間に上下するのが特徴となる。

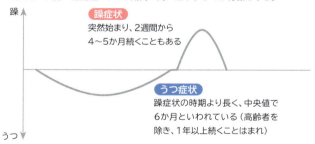

躁症状
突然始まり、2週間から4〜5か月続くこともある

うつ症状
躁症状の時期より長く、中央値で6か月といわれている（高齢者を除き、1年以上続くことはまれ）

▶治療

一般的に行われること	
薬物療法（》p.118）	●気分安定薬や非定型抗精神病薬の内服
精神療法（》p.134）	●カウンセリングや認知行動療法の実施
心理教育	●疾患について学ぶ
環境調整	●十分な休息をとる ●ストレス要因の緩和（発症のきっかけとなったストレス要因が明らかな場合）
薬物治療が奏効しない重症事例	
●修正型電気けいれん療法（m-ECT）が行われる場合もある（》p.132）	

▶ケア

- 疾患や内服治療に関する正しい知識が得られるよう、心理教育を行う
- 症状悪化のサインを知り、サイン出現時の対応について利用者と共有する
  ➡うつ病や躁病でみられる軽度の症状が現れてきたら、症状悪化のサインととらえる（》p.54-57）
- サイン出現時の対応には「頓服薬を飲む」「家族や支援者に相談する」「早めに受診する」などがあるが、利用者が実行可能な内容を盛り込むことが大切である

「双極性感情障害」という疾患名

以前は躁うつ病と呼ばれていたこの疾患は、ICD-10（International Statistical Classification of Diseases and Related Health Problems-10）では双極性感情障害、DSM-5TR（Diagnostic and Statistical Manual of Mental Disorders-Text Revision5）では双極性障害と呼ばれている（》p.184）。

現在では、一般的名称として「双極性障害」または英語で「バイポーラ」と呼ばれることが多い。

不安障害

パニック障害

 突然発生する「予知できない重篤な不安感（**パニック発作**）」が繰り返し発生すること。発作の頻度と障害の経過は個人差が大きい。

原因 ● 遺伝的要因、環境的要因、性格特性との関連が示唆されている。

発作時に現れる主な症状

- 動悸
- 胸痛
- 窒息感
- めまい
- 非現実感（離人感、現実感の喪失）など

> ほとんどの利用者は、自身の死や自制心の喪失、発狂への恐怖を認める
> ただし、**発作自体は通常数分間**しか続かない

 POINT

- パニック発作が特定の場所（電車や人混みなど）で起きると、利用者は恐怖を感じ、発生した場所を避ける傾向にある。
- 電車や飛行機などでパニック発作が発生すると、乗り物に乗ることが困難となる。移動方法の制限により生活環境が限られてしまうため、通勤・通学など日常生活に与える影響は大きい。

治療

薬物療法（≫ p.118）	● 抗うつ薬や抗不安薬などの内服
行動療法（曝露法 [≫ p.182]）	● パニック発作が起こる環境に少しずつ慣らしていく ● 症状が悪化する可能性もあるため、必ず医師の指示のもと、適切な環境（支援者がそばにいるなど）のもとで行う

ケア

- 利用者とともに、パニック発作に関する正しい知識を共有する
- パニック発作が起こりやすい場面を明らかにし、起きた際の対処などを、利用者とともに考えていく

不安障害

社交不安障害

人前で強い不安や恐怖を感じ、社交場面を常に可能な限り回避するようになること。青年期に発症しやすい。

原因 遺伝的要因、環境的要因、性格特性との関連が示唆されている。

症状

- 学校や職場に行けなくなるなど、日常生活への影響も大きい
- パニック発作へと発展することもある
- 人と会う恐怖から**引きこもり**となることもあり、近年の社会問題とも関係している

社交場面
人と話したり、大勢の人の前で話したり説明したりする場面のこと。

治療

薬物療法（» p.118）	● 抗うつ薬や抗不安薬などの内服
行動療法（曝露法 [» p.182]）	● 不安が起こる環境に少しずつ慣らしていく ● 症状が悪化する可能性もあるため、必ず医師の指示のもと、適切な環境（支援者がそばにいるなど）のもとで行う

ケア

- 利用者とともに、社交不安に関する正しい知識を共有する
- 不安が起こりやすい場面を明らかにし、起きた際の対処などを、利用者とともに考えていく

不安障害

強迫性障害

 不快な場面(暴力やいじめ、不潔など)が「実際に起きるのではないか」という感情にしばしばとらわれる**強迫思考**と、それを回避するために過度な行動を取る**強迫行為**が繰り返されること。明らかな原因は不明である。

代表的な症状(例)

	不潔恐怖	確認行為
強迫思考	外に出たらすべての物を不潔に感じ、直接手で触れない	家に泥棒が入ってくることを恐れる
強迫行為	外の物を触った場合は、手を10回以上洗う	家の鍵が閉まっているか、複数回にわたって確認する

 POINT

- 利用者自身は強迫思考が「正常な認識ではない」ことを理解している一方で、他者に強制的に止められると不安が増強して感情的になるため、適切な対応(無理に止めるなどしない)が求められる。
- 強迫行為にとらわれて時間が守れない場合や、家族や友人にまで強迫行為を強要する場合もあり、**日常生活への影響も大きい。**

治療

薬物療法(≫ p.118)	・抗うつ薬や抗不安薬などの内服
行動療法(曝露法[≫ p.182])	・不安が起こる環境に少しずつ慣らしていく ・症状が悪化する可能性もあるため、必ず主治医の指示のもとで取り組む

ケア

- 利用者の苦悩に寄り添いつつ、正しい知識を共有する
- 医師と相談しながら、強迫行為を減らすための対処を検討する(不安に対する頓服薬の使用、薬物調整、行動療法など)

不安障害

心的外傷後ストレス障害（PTSD）

 心身にかかわる重大な脅威にさらされ、普段と異なる感情にとらわれたり、普段と異なる行動をとったりする状態が、一定期間を経ても軽減・消失せず、悪化する状態である。

▶ 原因と症状のなりたち

| 自分や家族・友人などが自然災害や事故、犯罪被害などに遭った | → | 抑うつ・不安・怒り・絶望、過活動や引きこもり・多量飲酒など |

これらが1か月以上にわたって続き

①ふとしたときに被害時のことを思い出し、そのときの感情が蘇ったり、そのときの体験が夢に出てきたりする（**再体験、フラッシュバック**）
②トラウマ体験に遭った場所や思い出す状況を回避したり、興味・関心が乏しくなったり、自然な感情表出が難しくなる（**回避・麻痺**）
③不眠や過度な警戒心、少しの物音にも反応する（**過覚醒**）

 心的外傷後ストレス障害への移行と考えられる

▶ 治療

薬物療法（» p.118）	● 抗うつ薬や抗不安薬、抗精神病薬などの内服
精神療法	● 認知行動療法（» p.138）、曝露法（» p.182）など
EMDR（眼球運動による脱感作と再処理）	● 利用者がトラウマを思い出しながら、治療者の指示に従って左右に眼球の運動を行う（トラウマに関する感情が軽減される） ● トラウマ体験を思い出すため、症状が悪化する可能性がある。専門的な知識・スキルを持った医師・心理士が行う

▶ ケア

- ふとしたきっかけで症状が出現することがある
- 症状出現時の対応について、利用者と共有していく（頓服薬の使用、緊急時の症状と対応が書かれたカードを持ち歩くなど）

PTSD（post-traumatic stress disorder）：心的外傷後ストレス障害

その他おさえておきたい疾患

身体表現性障害

 医師の診察や、さまざまな精密検査でも明らかな異常所見を認めず、身体的な問題はないのに、さらなる医学的な検査を要求し、繰り返し身体の不調を訴える状態。明らかな原因は不明である。

▶ 症状

痛み	● 頭痛をはじめとする、体の痛み
消化器症状	● 嘔気、胃部不快感

> 身体疾患が隠れていないか、専門病院における精密検査を考慮する

POINT

● 通常、利用者の訴えや症状に合わせて各種検査を行い、問題がなければ精神的な側面から要因を考える。しかし、**身体表現性障害の利用者は、精神的側面からの診察・検査を受けたがらないことがある。**

▶ 治療

対症療法	● 訴えに合わせた対症療法を行う
精神的側面へのアプローチ	● 背景に精神的不調があることを想定し、身体症状が出現した前後に「心理的な負担につながるエピソード」がないか確認する ● 抗うつ薬や抗不安薬など、精神科薬で身体症状が間接的に改善する可能性があることを説明し、薬物治療に同意を得る ● カウンセリングなどの精神療法を行う

▶ ケア

● 多くの利用者は、検査で異常がないのに症状がある状態に苦悩している。十分に話（今の困りごと）を聞き、これまでの経緯をねぎらう
● 看護師は、利用者の体験に寄り添いながら、「一般的な話」として、身体的な不調は精神的な影響を受けて悪化する傾向があることを説明し、精神面へのアプローチが身体的不調をやわらげる傾向にあることを利用者と共有する

その他おさえておきたい疾患

解離性障害

 各種検査で身体的な疾患が否定された状態で、利用者に心理的負荷がかかる場面などで、一過性の意識消失、身体(特に下肢)の活動性低下、健忘などの症状が生じるもの。明らかな原因は不明である。

症状

> 頭蓋内病変との鑑別(CTやMRIなどの画像診断、脳波の精査)が必須

解離性昏迷	● 一過性に意識を消失する(臨床で多くみられる)
解離性運動障害	● 身体、特に下肢の運動機能が低下する
解離性健忘	● 重要な出来事の記憶を消失する

デキナース　解離性障害のある利用者の場合、てんかん発作と同様の症状(意識消失の間、他者の声かけに反応しないなど)を認めるが、**周囲の音が聞こえていることもある。**

治療

精神療法	● カウンセリングなどの傾聴や、利用者の内面の世界(ストーリー)を重要視して耳を傾けるナラティブアプローチなどを行う
心理教育	● 疾患について学ぶことは、重要な治療の1つ ● 疾病理解が進むと、解離症状が発生した際の対処を獲得できたり、周囲の人の支援が得られやすくなったりする

ケア

- 解離性障害のある利用者は、身体症状(意識消失や下肢の活動性低下など)と心理的負荷との関連をしばしば否定する。そのため、身体症状の訴えを尊重したうえで、精神的な視点からアプローチすることで、症状が緩和する可能性があることを共有する
- 看護師は、利用者とともに解離が起こる状況を振り返り、どのような場面で解離が起きやすいか見きわめるとともに、解離が起きた際の対応を共有する(見守る、意識が戻ったら頭痛や嘔気、外傷などの身体症状がないか確認するなど)

その他おさえておきたい疾患

摂食障害

 食事摂取に関連する行動の異常。**神経性拒食症**（体重を過度に減らそうとする）と**神経性過食症**（過食により体重が増えないよう極端な手段をとる）がある。明らかな原因は不明である。

分類と症状

神経性拒食症 （他の精神疾患より死亡率が高い）	・「自分は太っている」という認知の偏りから、食事摂取量や食べるものの種類を制限したり、自己誘発性の嘔吐や過活動といった手段で体重を著しく減少させ、低栄養の状態になる ・女性では無月経、男性では性的能力の減退などの性機能の低下を認める ・体力や集中力・活動性の低下により学業や就労が困難になるなど、日常生活への影響も大きい ・著しい低栄養による衰弱死や、電解質バランスの悪化から不整脈や腎不全を招く恐れがある。嘔吐時の窒息や、**リフィーディング症候群**のリスクもある ・低栄養状態では脳萎縮を認めることもある
神経性過食症	・過食と自己誘発性嘔吐（体重コントロール目的）を繰り返したり、下剤を乱用したりする。嘔吐の繰り返しによる**電解質バランスの悪化**、不整脈、筋力低下などが生じる ・一度に大量の食事や菓子を摂取するため経済的に困窮しやすく、窃盗などの犯罪につながることもある ・しばしば抑うつ症状を認める

リフィーディング症候群

身体が飢餓状態となっている状態で高エネルギー投与を行うと、リン（P）が欠乏し、心不全や不整脈、意識障害などを認め、**死に至る可能性**がある。

 摂食障害のある利用者は「栄養のもと」を絶とうとするため、しばしば末梢点滴の自己抜去を起こす。低栄養が長期化・重症化し、中心静脈栄養が行われる場合には、よりいっそうの注意が必要となる。

治療

身体的な治療	● 低栄養の改善（末梢点滴など）
精神科的な治療（限定的）	● 本格的な心理教育や精神療法などに取り組むのは、ある程度身体的治療を行ってから ●「ボディイメージの歪み」といわれるように認知の偏りを認めるため、**認知行動療法は重要な治療の1つ**となる ● 精神症状（不眠や抑うつ）を認める場合は、症状に合わせて抗うつ薬や抗不安薬などの薬物治療を行う

> 身体的な治療と精神科的な治療を並行して進めることが大切

ケア

- カロリーを摂取することに著しい恐怖を抱き、末梢点滴を自ら抜いてしまう利用者もいる。早い段階で、利用者に「現在は生命の危機にあり、身体的治療が行われている」ことを説明する
- 看護師は「体重が、ある程度増加しないと治療につながらない」ことをケアの軸とする。並行して体重増加に著しい不安を抱く利用者に寄り添う
- 利用者は、入院中にもかかわらず、体重を減らそうとして下剤を病棟内に持ち込んだり、食事をこっそりゴミ箱に捨てたり、トイレで**自己誘発性嘔吐**を行ったりすることがある。病棟内に入るときは、本人・家族同意のもと、厳重な私物のチェックを行うとともに、食事の観察やトイレ・入浴使用時の状況確認を行う

POINT

- 摂食障害の場合、BMIは**治療を決定する重要な指針**である。
  <計算式>
  BMI（body mass index）＝[体重（kg）]÷[身長（m）^{2}]
  <BMIからみる重症度>
  軽症……BMI 17台　　中等度…BMI：16台
  重度……BMI：15台　　最重度…BMI：15未満
- 看護師が行う**体重測定は、最も大切なケアの1つ**である。
- 摂食障害の利用者は、体重が増えているように見せようとして、服の下に重りを持っていたり、体重測定の直前に多量の水を飲んだりすることがある。そのため、日常の行動に加え、体重測定前後の行動にも注意する。

> その他おさえておきたい疾患

依存症

依存の対象に心を奪われ、欲求をコントロールできず、日常生活に影響を与える状態。アルコールや薬物といった物質に依存するもの（**物質依存**）と、ギャンブルやゲーム、買い物などの行為に依存するもの（**行為依存**）がある。

▶原因と症状のなりたち

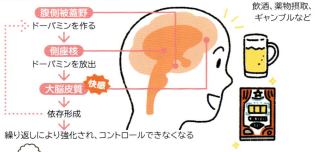

- 腹側被蓋野
  - ドーパミンを作る
- 側座核
  - ドーパミンを放出
- 大脳皮質　快感
  - 依存形成

繰り返しにより強化され、コントロールできなくなる

飲酒、薬物摂取、ギャンブルなど

- 生活において依存対象が占める割合が増大した結果、**就労や学業の困難**、**経済状況の悪化**、**人間関係の崩壊**、栄養状態の悪化や睡眠障害を招く。
- 依存症は、他の精神疾患とも密接に結びついている。統合失調症や気分障害、パーソナリティ障害と重複することもある。

ハーム・リダクション

依存対象となる行為に伴う害や危険を可能な限り少なくすることを主体とするアプローチ。例えばインターネットへの依存の場合、社会生活のインフラの一部となったインターネットを「まったくしない」状態で生活するのは不可能に近いため、利用時間や見るサイトを制限するなど枠組みを設定し、うまく付き合っていくことを大切にする。

治療

基本となる考え方	●物質依存では「全く摂取しない」こと ●行為への依存では**ハーム・リダクション**が用いられることもある（必ず主治医の許可のもとで行う）
薬物治療 (》p.124)	●症状に合わせて抗不安薬や抗うつ薬、気分安定薬、睡眠薬などを使用する ●アルコール依存症の場合、抗酒薬（飲酒すると頭痛や嘔気、呼吸困難を発生させる薬剤）を服用することもある
精神療法 (》p.134)	●カウンセリング ●認知行動療法など
心理教育	●依存するきっかけとなった出来事の理解を深める ●依存に関する正しい知識を学ぶ
セルフ・ヘルプグループへの参加 特に重要	●依存症に影響を与える孤立感を和らげ、依存症当事者ならではの悩みを他者と共有し、ともに成長する機会を得ることにつながる ●セルフ・ヘルプグループは、依存症当事者が運営している。アルコール依存症であればAA（alcohol anonymous）と断酒会がある。薬物やゲームなど、さまざまなセルフ・ヘルプグループがある

ケア

- 日中に活動できるよう、居場所をつくること（デイケアや作業所など）も大切である
- 看護師は、依存に関する心理教育を行うとともに、利用者がセルフ・ヘルプグループへ参加できるように環境を調整していく
- 依存症は欲求のコントロールの障害である。一度の失敗で完治することが難しく、**失敗を繰り返す傾向**にある
- 利用者は失敗するたびに自尊心を低下させてしまい、感情が不安定になった結果、依存行動を悪化させやすい。そのため看護師は、失敗する利用者に寄り添いながら、繰り返し支援していく

その他おさえておきたい疾患

睡眠障害

 睡眠の質や量の低下が長期間に渡って持続しており、主観的に睡眠について悩んでいる状態。複数の原因によって生じていることが多い。

▶ 症状と分類

入眠障害（なかなか寝つけない）
睡眠維持障害（中途覚醒してしまう）
早朝覚醒（まだ眠いのに朝早く目が覚めてしまう）　など

心身の不調
社会生活への影響が生じることも
- 仕事や学校に行けない
- 集中して取り組めない　など

- 上記睡眠パターンの変化が週3回以上あり、かつそれが1か月以上続いていること
- 主観的に睡眠について悩んでいること

などがあると、睡眠障害とされる

 POINT

- 長時間眠れているようにみえても、利用者本人が「寝つきが悪い」「目が覚めてしまう」といった症状で困っていれば睡眠障害の可能性がある。
- 一方、睡眠時間が短くても、自覚がなければ、睡眠障害とはいわない。

 デキナース
睡眠は、利用者の精神状態や社会環境の変化に関連していることが多い。
別の精神障害の前駆症状となっている可能性もあるため、睡眠障害に至ったきっかけや背景を確認する。
睡眠障害は、うつ病、躁病、双極性感情障害、統合失調症などさまざまな精神疾患で認められるため、睡眠障害以外の症状（食欲がない、仕事に行けない、活気がないなど）の有無を確認し、他の精神障害が合併していないか確認する。

文献
1）小曽根基裕, 黒田彩子, 伊藤洋: 高齢者の不眠. 日老医誌 2012；49：267-275.

治療

睡眠衛生指導	● 睡眠環境を聞き取り、睡眠を妨げている原因はないか確認する ➡ 例：直前までスマートフォンの画面を見ている、運動不足、明るい寝室、隣人のいびき　など
薬物療法 （睡眠薬中心）	● 睡眠障害の症状に合わせて適切な睡眠薬を内服する（>> p.129）

	効果のピーク	作用時間
超短時間型	1時間以内	2～4時間
短時間型	1～3時間	7～10時間
中間型	1～3時間	20時間～
長時間型	3～5時間	24時間～

その他	● 心理教育：睡眠に関する正しい知識を学ぶ ● 入眠に至るリラクゼーション法を学ぶ（全身に力を入れたあと一気に虚脱する**筋弛緩法**など）

ケア

- 利用者とともに、睡眠に関する正しい知識やリラクゼーション法、睡眠障害のきっかけなどを共有する
- **睡眠は加齢とともに変化する**（浅くなり、早朝覚醒する傾向がある）ことを伝える
- 寝る直前までスマートフォンの使用やゲームをしていると、脳が覚醒して寝つけないこともある。寝る数時間前には部屋を暗くして寝る準備をするなど、対処法を指導する

高齢者に対する睡眠衛生指導[1]

- ベッド上で多くの時間を過ごさない　● 就床・起床時刻を一定に保つ
- 寝付けなければ一度離床する
- 昼寝は午後の早い時間帯に30分までに制限する
- 定期的に運動する　● 1日の光暴露量を増やす
- 日中、特に午後の遅い時間帯はなるべく戸外で過ごす
- 午後以降はカフェイン、タバコ、アルコールの摂取を控える
- 夕方以降は水分摂取を制限する

その他おさえておきたい疾患

適応障害

 心身に影響を及ぼす社会環境・家庭環境の変化が生じてから1か月以内に何らかの精神症状が生じた結果、社会生活への影響も生じた状態。

▶ 原因と症状のなりたち

環境変化	精神的な変化	社会生活への影響
● 社会環境の変化（入学や就職、昇進など） ● 家庭環境の変化（結婚、出産、離婚、死別）	● 抑うつ ● 不安 ● 怒り など （1か月以内に発生）	● 学校や仕事に行けない ● 学業や業務に集中できない など

- 適応障害は6か月未満
- 6か月を超えたら他の精神疾患との鑑別を行い、症状に合わせて別の精神疾患と診断される
  → 気分障害（≫p.54）、パーソナリティ障害（≫p.74）、不安障害（≫p.60）

▶ 治療

症状に合わせた薬物療法（≫p.124）	● 睡眠薬 ● 抗うつ薬 ● 気分安定薬 など
精神療法（≫p.134）	● カウンセリング ● 認知行動療法 など

▶ ケア

- 看護師は、適応障害に関する心理教育を行い、社会復帰に向けて支援する

mina's story　一期一会の気持ちで

　看護師になって2年目のことです。その日、日勤で受け持ったAさんは、前日に他病棟から転棟してきたばかりで新しい環境に戸惑っているように見えました。私も緊張しながら「はじめまして」と声をかけたことを覚えています。

　Aさんは、訥々(とつとつ)と、病室の窓から自宅が見えること、家族のこと、退院したいこと、好きなアイドルグループのことなどを話してくれました。Aさんと話しながら、私は、事前に得ていた情報からのイメージとは異なる"Aさんらしさ"に少し触れることができたと思い、記録に残しました。

　その日の深夜、Aさんは亡くなりました。死因がわからない突然死でした。対応した当直医は、私が日勤で書いた看護記録を読んで「Aさんは、〇〇（アイドルグループ）が好きだったんだね」とつぶやきました。そのとき私は、医師とAさんの言葉や思いを共有できたと感じました。

　このことをきっかけに、私は、どんな利用者に対しても、わずかな出会いであっても、一期一会の気持ちでていねいにかかわることを心がけるようになりました。

　私たち看護師は、サマリーや情報提供書、経過記録などを読み、その利用者を知ろうとします。情報収集はもちろん必要ですが、カルテのなかにその人自身はいません。だからこそ、関係性のなかで生まれる言葉やふるまいから"その人らしさ"を汲み取ること、感じることを大切にしてほしいと思います。

その他おさえておきたい疾患
パーソナリティ障害

 性格と行動の障害により社会生活が脅かされている状態。生まれながらに症状を認める発達障害とは異なり、小児の後期〜青年期に症状が表れ、成人期まで持続する。複数の原因によって生じていることが多い。依存症や解離性障害との重複や、養育環境と関連することもある。

▶ 分類と特徴

境界性パーソナリティ障害 ← 臨床的に最も多い

- **感情が不安定**で、結果を考慮せず衝動的に行動することがある。ささいな出来事で突然強い怒りを表出し、暴力的になることもしばしば。特に、他人に非難されたり邪魔されたりすると攻撃的になりやすく、他者とトラブルになりやすい。
- 抱えている**空虚感**を満たすために他者やギャンブル、薬物などに依存しやすい。
- 特に人間関係において**見捨てられることに対する不安が強い**。それを避けるために過度な努力をするが、満たされないとわかるや攻撃的になったり、気を引こうと**自傷・自殺行為**に及んだりすることがある。

妄想性パーソナリティ障害 ← 妄想性障害や統合失調症は除く

- 拒否されることに過度に敏感。
  罵られたり辱められたりするとずっと恨み続ける。
- 疑い深く、自身の体験を偏って認識する。
- 過度の自尊心がある。
- 配偶者やパートナーの浮気を極度に疑う。
- 社会の陰謀論に没頭する。

統合失調型パーソナリティ障害 ← 発達障害や妄想性障害、統合失調症、統合失調感情障害は除く

- 感情的に冷淡で無関心なのが特徴で、賞賛にも批判にも無関心である。
- 他者への温かい感情・怒りをあまり表出しない。
- 他者との性的関係にあまり興味を示さない。
- 孤立した活動を好み、過度に空想に没頭する。
- 信頼できる人間関係を持たず、望みもしない。
- 社会的規範や習慣に対して著しく鈍感である。

反社会性パーソナリティ障害

> 行為障害や情緒不安定性パーソナリティ障害は除く

- 冷淡で、他人の感情に無関心。
- 社会的なルールや責任に無関心(無視する)。
- 持続的な人間関係を維持できない。
- 我慢ができず、攻撃的行動(暴力を含む)を取りやすい。
- 罪悪感がなく、経験や刑罰から学べない。
- 他人を非難する傾向、社会と衝突を引き起こす行動を合理化する傾向がある。

治療

> パーソナリティ障害に特化した薬物療法はない

対症療法	利用者の症状に合わせて抗うつ薬や気分安定薬などが処方される
心理教育	アルコールや薬物と結びつきやすい傾向があるため、依存症に関する心理教育を行う

POINT

- 境界性パーソナリティ障害の急性期は、身体科救急で対応することも多い(**自傷・自殺行為**や**過量服薬**など)。その際は、生命の危険もあるため身体治療を優先し、身体状態が安定してから精神科につなげる。
- 他のパーソナリティ障害は、状態安定まで数年〜数十年かかることもある。
- 入院治療による効果は限定的。ルールの逸脱や他者とのトラブルとなることがあり、ある程度の薬剤調整を行った後は地域での治療に移行し、入退院を繰り返しながらも治療につながっている状態を維持することが重要となる。

ケア

- しばしば自傷行為や過量服薬を認めるため、適切な処方と薬剤管理は重要である(» p.168)
- 試し行為や操作的ともいえる利用者の言動に左右され、支援者が疲弊することも多い。利用者と支援者が、互いに安定した治療関係を構築するため、対応する時間や人、ルール逸脱時の対応などを利用者と話し合ってあらかじめ設定し、枠組みを作ってかかわる(**リミットセッティング**)
- アンダーグラウンドな社会とつながりやすい傾向もあるため、デイケアや作業所など日中活動を通じた安定した居場所づくりを行っていく

その他おさえておきたい疾患

発達障害

 生まれながらに脳の構造が異なっていることが影響し、多動や注意欠如、学習能力の一部の著しい欠損、こだわりやコミュニケーションの障害などの症状がある疾患。

▶ 分類と特徴

注意欠如 多動性障害 （ADHD）	● **多動**や**注意欠如**が主な症状 ● 男性に多い。女性は注意欠如のみ（多動が目立たない）こともある ● 幼少期からじっとしていることができない。小学校への入学後、授業中に座っていられないことから、診断につながることがある ● 物事を計画的に進めることが著しく苦手で、遅刻や忘れ物も多い ● 身体を動かすことに長けており、プロスポーツ選手となる人もいる
自閉 スペクトラム 症（ASD）	● 以前は、アスペルガー障害、広汎性発達障害といわれていたもの ● 急な予定の変化や環境の変化が苦手 ● 好きなことは長時間に渡って集中できる ● 他者の気持ちを推し量ることが難しく、コミュニケーションでトラブルになることが多い ｝ これらを総称して、**想像性と社会性の障害**といわれる ● 決まった枠組みのなかで活動することが得意（プログラマーやエンジニアなど）で、IT関係で有名な人にはこの傾向がある人が多いといわれる
学習障害 （LD）	● **知的に問題はない**が、学習機能の一部が著しく損なわれているもの ● さまざまな症状がみられる 　➡例：聞くのは問題ないが字を書くのが著しく苦手（ひらがなの"ま"と"も"を間違うなど） 　　　ひらがなは読めるが漢字を読むのが苦手（"問"と"間"が同じ字に見える） 　　　計算が苦手　など

精神発達遅滞	・知能指数が通常よりも低く、日常生活に影響が及んでいる状態
	・知的な問題から「話す・書く」といった機能が障害されており、学業についていけないことが多い
	・幼少期のスクリーニングテストなどで鑑別され、特別支援学校等で教育を受ける

日本では、知的障害は知的障害者福祉法、発達障害は発達障害者支援法に則って支援されていることから、ADHD（注意欠如・多動性障害）、ASD（自閉スペクトラム症）、LD（学習障害）の3つを指すことが多い。海外では、知能指数が低い知的障害（精神発達遅滞）を発達障害に含めることもある。

POINT

⊙ 発達障害の特徴をもつ人のなかには「触る・聞く・見る」といった五感が通常の人よりも鈍かったり、逆に強く反応してしまったりすることがある。その場合は、状況に合った対策を講じる。

感覚過敏への対応

視覚過敏

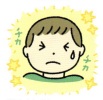

明るさに弱い
➡ サングラスを付ける

聴覚過敏

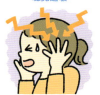

話し相手の音と、周囲の音が同じ大きさに聞こえて聞き取れない
➡ イヤーマフ（周囲の音を遮断するヘッドホン状の器具）を使用

触覚過敏

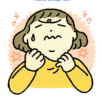

衣類の繊維による刺激に弱い
➡ 刺激の少ない素材の衣類を着用する（綿、メリノウールなど）

治療

薬物療法 **効果は限定的**	● 発達障害に特化した薬剤は、ADHD治療薬のみ ● 近年ADHDとASDの重複診断が認められたことで、ASDの利用者に対しても一部使用することがある
環境調整 **こちらが主体**	● 利用者が孤立しないように生きやすい環境を作る ● その人の特性に合わせた環境調整を行う ＜例＞ ● 活発に活動するのが得意（ADHDの特性） 　➡ 身体を動かす仕事に就く ● 物事に集中できる（ASDの特性） 　➡ IT系の職業に就く
家族の支援	● 発達障害をもつ利用者の家族は、利用者にどう対応したらいいか、悩んでいることが多い ● 家族の訴えを傾聴するとともに、利用者のよい面に目を向けられるように働きかける

デキナース 発達障害は感覚過敏の影響もあり、副作用を感じやすい。また、治療効果が限定的となる（内服をやめれば症状は悪化する）ことから、薬物治療は最低限が望ましいとされている。

ケア（二次障害を防ぐ支援）

- 発達障害の影響により、対人関係の構築が難しく、周囲から孤立しやすい
- 障害特性から、ストレッサーに対して柔軟な姿勢で対応することができないと、別の精神疾患（うつ病、不安障害、統合失調症）を発症することがある。これを発達障害の二次障害と呼ぶ
- 発達障害の支援の重要な目的の1つは、二次障害の発症および悪化を防ぐことにある

ADHD（attention deficit hyperactivity disorder）：注意欠如・多動性障害
LD（learning disability）：学習障害
ASD（autism spectrum disorder）：自閉スペクトラム症

その他おさえておきたい疾患

認知症

 正常に発達した知的機能が、脳の障害をもたらす疾患によって持続的に低下し、日常生活や社会生活に支障をきたした状態。行動心理症状（BPSD）が注目されがちだが、脳の器質的病変（**認知機能障害**）が**中核の症状**である。

▶ 症状のなりたち（個別性が高いことに注意）

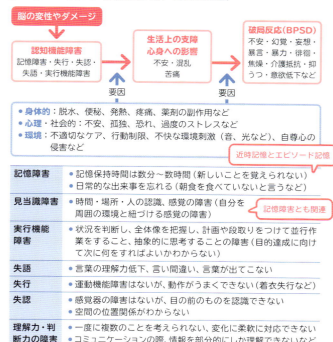

脳の変性やダメージ

認知機能障害
記憶障害・失行・失認・失語・実行機能障害

→ **生活上の支障 心身への影響**
不安・混乱 苦痛

→ **破局反応（BPSD）**
不安・幻覚・妄想、暴言・暴力・徘徊、焦燥・介護抵抗・抑うつ・意欲低下など

要因 ↑ 要因 ↑

- 身体的：脱水、便秘、発熱、疼痛、薬剤の副作用など
- 心理・社会的：不安、孤独、恐れ、過度のストレスなど
- 環境：不適切なケア、行動制限、不快な環境刺激（音、光など）、自尊心の侵害など

記憶障害	• 記憶保持時間は数分〜数時間（新しいことを覚えられない） • 日常的な出来事を忘れる（朝食を食べていないと言うなど）	近時記憶とエピソード記憶
見当識障害	• 時間・場所・人の認識、感覚の障害（自分を周囲の環境と紐づける感覚の障害）	記憶障害とも関連
実行機能障害	• 状況を判断し、全体像を把握し、計画や段取りをつけて並行作業をすること、抽象的に思考することの障害（目的達成に向けて次に何をすればよいかわからない）	
失語	• 言葉の理解力低下、言い間違い、言葉が出てこない	
失行	• 運動機能障害はないが、動作がうまくできない（着衣失行など）	
失認	• 感覚器の障害はないが、目の前のものを認識できない • 空間の位置関係がわからない	
理解力・判断力の障害	• 一度に複数のことを考えられない、変化に柔軟に対応できない • コミュニケーションの際、情報を部分的にしか理解できないなど	

認知症の分類:代表的なのは4つ

さまざまな基礎疾患が認知症の原因となる。以下の4つが代表的だが、臨床では診断のついていないことや、混合型もよくみられる。
いずれも、生活障害を支援し、**不安やストレスを少なくする**周囲のかかわりが重要なケアとなる。

	アルツハイマー型	脳血管障害型	レビー小体型	前頭側頭型
発症年齢	70歳以上に多い	50～60歳以上に多い	70歳以上に多い	若年
性別	女性に多い	男性に多い	やや男性に多い	—
経過	緩徐に確実に進行	階段状で、改善と悪化を繰り返す	多くは緩徐に進行	早期から人格変化・行動障害あり（進行は緩徐）
身体症状	—	歩行障害、運動麻痺	パーキンソニズム、幻視、転倒、失神	反道徳的行為
人格変化	しばしば（多幸、多弁）	比較的少ない	初期からあり（社会的欠如）	高度
病識	早期になくなる	進行しても自覚していることが多い	早期になくなる	なし
記憶状態	全体的に低下	一部のみ低下	進行すると記憶障害が目立つ（変動あり）	記憶障害や見当識障害がみられないことも

BPSD (behavioral and psychological symptoms of dementia)：行動心理症状

▶ アルツハイマー型認知症

脳内にタンパク質（アミロイドβなど）が蓄積 → 脳の神経細胞が壊れ、脳全体が萎縮 → **症状が出現** 近時記憶の障害が目立つ（初期から）

疾患 / 認知症

徐々に進行していく

「同じものを何度も買う」「同じことを何度も聞く」など
➡ **社会生活での誤解や失敗**が発生

「金銭管理の間違いが生じる」「ゴミ捨ての日を間違う」など
➡ **IADL（手段的日常生活活動）の支障**が出現

行動面・心理面への影響が出現　更衣、整容、食事、排泄など
➡ **BADL（基本的日常生活活動）の支援**が必要になる

末期には**嚥下や歩行も困難**となる

FAST：アルツハイマー型認知症の重症度をアセスメントするツール

1	正常	
2	年相応	物の置き忘れ、物忘れなど
3	境界状態	熟練を要する仕事の場面では、同僚により機能低下が指摘される。新しい場所に旅行することは困難
4	軽度	夕食に客を招く段取り、家計管理、買い物をしたりする程度の仕事でも支障あり
5	中等度	自分で適切な洋服を選べない。入浴も説得が必要なことがある
6	やや高度	正しい順に着衣できない。入浴を嫌がり、介助を要する。トイレの水が流せない。尿・便の失禁
7	高度	最大約6語までの言語機能低下。理解できる語彙は「はい」など1つの単語のみ。歩行能力、着座能力、笑う能力の喪失。昏睡

Reisberg B, Ferris SH, Anand R, et al. Functional staging of dementia of the Alzheimer type. *Ann NY Acad Sci* 1984; 435: 481-483.

IADL (instrumental activities of daily living)：手段的日常生活活動
BADL (basic activities of daily living)：基本的日常生活活動

認知症の こんなときどうする
「もう帰る」と言われ、「入院中なので帰れません」と答えたら利用者が怒ってしまった

認知症利用者「帰りたい」	高齢精神科利用者「帰りたい」
求められるのは**本人の納得** ➡ 背景にあるのは、記憶障害や見当識障害など	求められるのは**理論的な説得** ➡ 背景にあるのは、入院の必要性の理解、環境への不満など
＜看護の目標＞ 本人に合った日常生活支援を提供し、安心感を得て「ここにいてもよい」と感じてもらうこと	**＜看護の目標＞** 加齢現象を考慮し、日常生活の再獲得や、持てる力の維持・向上や現状の正しい認識を持ってもらうこと
＜具体的な対応＞ ● 傾聴し、帰りたい気持ちに寄り添いながら、なぜそう言うのか理由を聞き、その理由に合った本人が納得できる答えを用意する ● 場面や注意の転換（場所を変え、お茶に誘うなど）、時間を置くなど	**＜具体的な対応＞** ● 本人の思いを聞き、入院に至った理由を説明し、治療の目標を共有する

➡ **本人の不安の解消に向けた支援をチームで実践**

ココが大事！

- 精神疾患による精神症状の対応は「理論的な説得」だが、認知症のある利用者への対応は「本人の納得」である。
- 認知症看護のめざすところは「本人に合った日常生活支援を提供し、安心感を得てここにいてもよいと感じてもらうこと」である。
- 記憶障害や見当識障害があり、入院したことを覚えていない（入院の必要性も理解できない）利用者にとって、「今は入院中なので帰れません」という事実を伝える対応は、かえって混乱や興奮を招くことがある。
- この場合の対応の基本は**不安を解消すること**となる。

血管性認知症（VaD）

脳梗塞や脳出血などによる脳虚血（脳に酸素が届かない） → 神経細胞が部分的に壊死 **症状が出現** 再発を繰り返すたびに急激に悪化

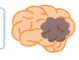

階段状に進行する

疾患 / 認知症

臨床症状
- 感情失禁（感情や情動をコントロールできない）　● 情緒の不安定
- 抑うつ　● 感情鈍麻　● アパシー（自発性の欠如）

特徴
- 人格は保たれていることが多い
- "自分がわからなくなっている"と認識できていることも多い
- まだらな状態像（できること／できないこと、わかること／わからないことの混在）

感情障害（衝動性、易怒性、攻撃性など）や行動異常がみられることがあり、**瞬間的に感情が爆発**する。症状でもあるので、強く怒っているときは無理にその場で対応せず、本人が「本当に言いたいこと」を知るためにも、いったん時間を置くことも大切。先輩や仲間とも共有してよい方法を検討する。

ビンスワンガー病

脳梗塞や脳出血は「壊死範囲が限局的」だが、脳全体の細かい血管が傷害された結果、認知機能が徐々に低下する。血管性認知症の一種だが、**進行のしかたが独特**であることをおさえておきたい。

VaD（vascular dementia）：血管性認知症

レビー小体型認知症（DLB）

タンパク質（レビー小体）が大脳皮質に広がって蓄積 → 神経細胞が減少 → **症状が出現** 進行性の認知機能障害とパーキンソニズムが主症状

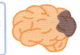

臨床症状と特徴

- 認知機能障害（**主症状**）
  ➡ 初期には記憶障害が軽度。視空間認知障害、注意障害が目立つ
- 認知機能の変動
  ➡ 失神と鑑別困難（注意、覚醒レベルの変動がある）
- 幻視（**もっとも気が付かれやすい** [≫ p.94]）
  ➡「そこに男の人がいる」など詳細で現実味の強い幻視が多い
    コードを蛇と見間違う視覚誤認も多い。せん妄と異なり意識レベルの変動はない
- パーキンソニズム（**主症状**）
  ➡ パーキンソン病と同様、筋固縮や動作緩徐などの運動障害が起こりうる
- 妄想（視覚的な誤認妄想が多い [≫ p.95]）
  ➡ カプグラ症候群（家族が他人に入れ替わっている替え玉妄想）や、テレビで観た出来事と現実を混同するなど
- レム睡眠行動異常
  ➡ 入眠中に急に大声を出したり、手足を動かしたりするなど
- 自律神経症状
  ➡ 起立性低血圧、食後性低血圧、神経因性膀胱、便秘
- 薬剤感受性の亢進（抗精神病薬への過敏）
  ➡ 過鎮静、パーキンソニズムの悪化があるため慎重な投与が必要

よくなったり悪くなったりしつつ徐々に悪化する

POINT

- **幻視**対策として重要なのは「誤認しやすい環境ではないか」確認すること。夜間は部屋を明るくするなど、利用者が安心できるように支援する。
- 食事時間に覚醒しているとは限らないため、**窒息**に注意する。利用者の覚醒レベルに合わせ、食事中は観察を怠らない。食事量、水分摂取量にも配慮する。
- パーキンソニズム、失神、自立神経症状、夜間の無意識での異常行動、注意障害がある。特に頓用薬内服後、浣腸実施後の排泄時や食後の移動時は**転倒**に注意する。

DLB（dementia with Lewy bodies）：レビー小体型認知症

前頭側頭型認知症（FTD）

タンパク質（タウ、TDP-43など）が蓄積 → 前頭葉や側頭葉の神経細胞が徐々に萎縮 → **症状が出現** 反社会的行動や人格変化から始まることもある

疾患　認知症

臨床症状と特徴
- **病識の欠如**：社会的規範の知識は保たれているが、道徳的な倫理や共感性が障害される
- **脱抑制**：病前と違って「この人が、そんなことをするはずがない」と思うような迷惑行為がみられる
  ➡ 不適切な場面での笑い・大声、急にどなる、コンビニエンスストアなどでの窃盗、痴漢などの衝動的な行為。衝動にブレーキがきかなくなるため脱抑制といわれる
- **無気力、無関心**：興味や関心が著しく狭くなる
- **被影響性の亢進**：見た動作、聞いた言葉・歌などを躊躇なく真似する
- **常同行動**：ワンパターンな生活様式をとる
  ○ 同じところを歩き続けるなど
- **食行動異常**：特定の食品に固執してそればかり食べたり、何でも口に入れる口唇傾向による異食が生じたりする（≫p.103）
- **言語障害**：言葉の意味理解が障害され、反響言語（話しかけられた言語をそのまま言い返す）が生じるなど

発症率は低い

 POINT

- 前頭葉と側頭葉全部を主な病変とする変性性認知症である。
- 自分の席に誰かが座っていると、突き飛ばしてでも死守しようとするのがこの疾患の特性である。
- 1つのことに固執する**常同性**を活用し、席を決めて明示し居場所をつくる、スケジュールを整えるなど、利用者の好む単純でわかりやすい**時刻表的生活パターンづくり**を支援する。

FTD（frontotemporal dementia）：前頭側頭型認知症

認知症ケアの原則

忘れてはいけないこと

- 自尊心に配慮する
- 必ず同意を得てから行う
- 看護師が望むケアを一方的に提供しない

同意が得られないとき

- 時間を置いてみる
- 対応する人を変えてみる
- 場面を変えてみる

＋

加齢現象による影響は？
合併疾患の影響は？
利用者の理由は確認した？

POINT

- 認知症の利用者が**ケアを拒否する場合は不同意であると認識**し、看護師が望むケアを一方的に提供しない。強引に行うことで、BPSDにつながることもある。
- 日常生活動作をよく観察し、認知機能障害以外も、加齢による視聴覚の低下、精神状態、合併疾患の影響などADLに影響を与えている要因をとらえ、個別性に合わせた援助につなげる。

 認知症の利用者は認知機能障害があることで、自分の思いを適切に他者に伝えることが難しいことがある。
困りごとが起きたときは、その行動や言動の理由を、チームで多角的に考える。

認知症の こんなときどうする
認知症の利用者への生活援助でよくみる"困りごと"への対応

食事の援助

困りごと	対応策
食事に集中できない (注意障害)	● 食事に集中できるよう環境調整を行う ➡例：食事場所・座る位置の検討、テレビを消すなど
どうすればいいかわからない (実行機能障害)	● 1つの皿に食事を盛りつけて手渡す
行動を開始できない (失行)	● 摂食動作の開始を手伝う ➡食べ始めを一緒に行う
食事と認識できていない (失認)	●「食事を摂る」ことの認識を助ける ➡例：蓋を取って一緒に献立を確認する、食欲の湧く食形態の検討、声かけの工夫など ● 視力低下の影響も考える ➡白色の食器に白米などは見づらいので避ける
食べ物ではないものを食べる (失認)	● 食べる意欲は支え、危険のないように環境を整える
箸などの食具をうまく使えない (失行)	● 手づかみで食べられるもの（おにぎりなど）を用意する
お金を払えないと思っている	● 食べていいことを伝える
口腔内の違和感がある	● 口内炎、義歯が合わないなどの理由はないか確認する
好みではない、空腹でない	● 嗜好に合わせる ● 薬の副作用、便秘などはないか確認する
ペースが速く窒息しそうになる	● 1品ずつ小分けにしてその都度手渡す
疲労感がある	● 補食も活用して少量ずつ数回に分けて提供する ● 脱水がないか確認することも大切

排泄の援助

困りごと	対応策
尿意・便意がわからない おむつを外したり、便を触ったりする	● 利用者個々の排泄のサインを把握する ➡ 例：そわそわして立ち上がる、腹部のあたりを触るなど排尿・排便パターンを確認し、排泄誘導をする ● 排泄時には、量・性状を確認し、**残尿や便秘がないか確認する**ことも大切 ● 排泄時や排泄後の**不快感による反応**である場合が多い。事前に誘導する、予測して早めに処理するなど、不快感を取り除く工夫をする
トイレを認識できない	わかりやすい環境の工夫を行う ➡ 例：夜間も点灯しておく、トイレのマーク表示を見やすく見つけやすくするなど ● **観察が重要**（トイレを探している様子に気づき、援助する）
トイレ誘導に同意が得られない	● 「トイレに行きましょう」などの直接的な言葉を避ける ➡ 例：「ついでに」「今空きましたから」など同意しやすい言葉を選ぶ ● 時間をおいて声をかけてみる
汚れた衣類の交換に同意が得られない	● 羞恥心に配慮し、汚染を指摘することは避ける ➡ 例：「新しいものと交換しましょう」「お薬を塗りましょう」など、本人が納得する声かけをする

清潔の援助

清潔の援助	対応策
入浴を断る (風邪をひいている、もう入った、これから帰る、などと言う)	● 時間を置いて誘導する ● 理由をよく聞く ● 部分浴から進める
ずっと体を洗い続ける	● 行動は制止せず、次の行動に誘導する
口腔ケアを断る	● 口腔内の状態を観察する ● 理由を聞き、利用者が拒まないことだけ介助する、含嗽する、なじみの方法 (時間帯、場所) を把握して提案する
更衣を断る	● 汚れている認識がない場合もある ● 理由 (習慣によるものなど) をよく聞く ● 手伝いを提案する

攻撃的な行動のあるときの看護のポイント

- 行動を阻止しようと制止したり、大きな声を上げたりすると、興奮や混乱を招くため、利用者の安全を確保して、いったん離れる。
- 1人で対応せず、チームで情報共有し、協力を得ることが重要となる。
- その行為や言動の引き金となる行為は何か、身体的な不調はないか、内服薬による影響はないか確認する。
- うまくいったケア/いかなかったケアをチームで共有することも大切である。

その他おさえておきたい疾患

てんかん

 大脳皮質神経細胞の過剰興奮によって起こる、けいれんを繰り返す疾患の総称である。

発作が起こるメカニズム

正常な脳では「興奮」と「抑制」のバランスが取れている

アクセル全開

抑制 …………………………………………………… **興奮**

ブレーキがきかない

興奮と抑制のバランスが崩れた（興奮系の神経が高まるか、抑制系の神経が下がるか）結果、脳の興奮性が高まったとき、てんかん発作が起こる

「てんかん」と「けいれん」は違う

- けいれんしないてんかん発作もある。
- けいれんの原因は、脳血管障害、身体疾患の急性症状、低血糖発作、心臓発作、薬物関連、発熱、心因性パニック発作など多岐にわたる。これらの「誘発因子のない発作」が「慢性的に反復する」場合をてんかんという。
- てんかんの実用的定義[1]は、以下の3つ。
  ① 24時間以上の間隔で生じた2回以上の非誘発性（誘発因子がなくて起こる）発作
  ② 1回の発作であっても、脳血管障害後などで、2回目の発作がおきる確率の高い場合
  ③ てんかん症候群
- つまり、1回のみのけいれんや、脳波の異常のみで身体症状がない場合は、てんかんと診断しない。

文献
1) Fisher RS, Acevedo C, Arzimanoglou CA, et al. ILAE official report: a practical clinical definition of epilepsy. *Epilepsia* 2014; 55: 475-82.

分類と特徴

原因による分類	
症候性てんかん	脳腫瘍、脳血管障害、脳炎、認知症などの疾患が原因
特発性てんかん	原因が不明（遺伝的素因）

発症機序による分類		
焦点性（部分）発作 脳の一部が興奮	単純部分発作	● 意識障害なし、症状を覚えている ● 全身けいれんを起こさない
	複雑部分発作	● 意識障害があり、発作中のことを覚えていない ● 動作が停止、無意味な動作を繰り返す（自動症）など。他覚的なけいれんはない
	二次性全般化発作（高齢者てんかん）	● **高齢者に多い**（脳血管障害後など、後天的なてんかん発症が急激に増える） ● 特徴的な症状：突然動作が止まる（倒れることはない）、一点を見つめてボーッとしている、貧乏揺すり、口をモゴモゴ動かす、話しかけても反応がない、奇異な行動（怒鳴る、声を上げるなど）
全般発作 脳の全体がいっせいに興奮	強直間代発作（もっともよく知られるてんかん発作）	● 前兆なく突然全身のけいれんを起こすもの ● 手足を硬く伸ばして全身が硬くなる状態が数秒～10数秒続く「**強直期**」の後、手足を一定のリズムでガクンガクンさせながらけいれんする「**間代期**」となる 強直性けいれん　　間代性けいれん
	欠神発作	● 突然動作が止まったり、ボーっとしたり、反応がなくなるなど ● 5～20秒と短く、気づかれないことも多い
	ミオクロニー発作	● 突然、手足や全身がびくっとけいれんする ● 単発で起こったり、連続したりさまざま
	脱力発作	● 突然、全身の力が入らなくなり、頭がガクンと垂れて、倒れこんでしまうもの ● 持続時間は1～2秒だが、突然転倒するため、けがをしやすく、頭部保護が必要

検査

- 発作時には、**脳波検査**で棘のようにとがった波形（棘波；きょくは、スパイク）や、やや幅の広い大きな尖った波形（鋭波；えいは）などが記録される
- **血液検査**：代謝異常や電解質異常によるけいれんを除外する
- 抗てんかん薬を内服中の発作後には、薬物の血中濃度の確認をする
- てんかん発作後は、高クレアチンキナーゼ血症を認めることがある
- 頭部のCT、MRI、SPECT（単光子放射型コンピュータ断層撮影）などが行われることもある

治療：薬物療法

- 発作の種類により、用いる抗てんかん薬の種類が異なる
- 副作用として、眠気やふらつき、抑うつなどの精神症状や、飲み始めて数週間後にアレルギー反応として発疹、肝機能低下や腎機能低下、貧血や白血球減少に注意する

抗てんかん薬の種類

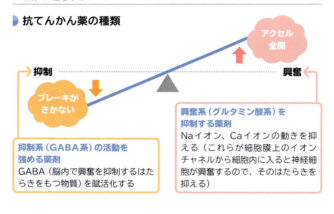

SPECT (single-photon emission computed tomography)：単光子放射型コンピュータ断層撮影

▶ けいれん発作時の対応

安全確保（転倒・転落・外傷の防止）と応援要請
- ベッド上でけいれん発作が生じた場合、ベッド柵を利用し、クッションを用いて安全確保姿勢をとる
- 応援要請と同時に、刺激を増やさない・減らす対応をとる

利用者のそばを離れず応援要請
痛み刺激・大声・押さえつけは×

部屋の明るさ→暗めにする
テレビなどの音源を切る

衣服をゆるめる

呼吸状態の観察

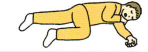

あわてずに観察
- 眼球や四肢の動き、けいれんの部位
- 発作開始時間と持続時間
- 全身状態
- 発作後の様子（呼びかけへの反応、麻痺の有無、興奮やもうろう状態）

失禁は意識障害のあらわれ。失禁がみられたら毛布をかけるなどの対応も必要

「発作が5分以上続く場合」は医師に報告
- 2012年に米国Neurocritical Care Societyが発表したガイドラインによると「けいれん発作が5分以上続くか、または、短い発作でも反復し、その間の意識の回復がないまま5分以上続く状態」はてんかん重積と定義される
- 気道確保や酸素投与、静脈確保、抗けいれん薬投与が必要になるためすみやかに医師に報告する

▶ ケア

- 発作時の身体損傷を防ぐ環境を整える（家具などの角にカバーなどで保護するなど療養環境の調整、入浴、食事が安全に行えるように観察を行う）
- 薬物療法継続への支援
- チームでQOL（生活の質［生命の質］）を支える支援

QOL（quality of life）：生活の質［生命の質］

よくある症状・反応

幻覚

 現実にないものがあるように感じる、感覚器に対する知覚の異常。

▶ 幻覚の種類と疾患

症状	例	多くみられる疾患
幻聴	● 誰もいない静かな場所で、自分の悪口が聞こえる ● 自分を呼ぶ声がする	統合失調症
体感幻覚 （幻触）	● 体を虫が這っているような感じがする ● 電波で攻撃される	統合失調症
幻臭	● 臭くないのに、匂いがするように感じる	統合失調症
幻視	● 実在しない人や物が見える	レビー小体型認知症 薬物依存症 アルコール依存症
幻味	● 何も口に入れていないのに味がする ● 食べ物の味がおかしく感じる	統合失調症 脳機能障害

▶ 対応方法

● 利用者本人は、その症状を「本当に知覚している」と自覚している。幻覚自体を否定せずに、つらい体験に共感する姿勢が大切

> **POINT**
> ◉ 統合失調症の利用者の場合、幻覚から妄想に発展する場合もしばしばみられる（» p.52）。
> ◉ 例：「電波で攻撃されている（体感幻覚）」⇒「組織に命を狙われているに違いない（妄想）」など。

妄想

 事実ではないことを確信していて訂正不能な状態。思考の異常をいう。**統合失調症の陽性症状**として多くみられる。

妄想の定義

① 事実ではない
② 確信
③ 訂正不能

- Aさんは私を避けている
- 私のことが嫌いだから
- Aさんは「嫌っていない」と言うが、それは嘘だ

代表的な妄想の種類

被害妄想	● 関係妄想、注察妄想、嫉妬妄想、もの盗られ妄想など
微小妄想	● 貧困妄想、罪業妄想、心気妄想、疾病妄想、否定妄想、加害妄想など
誇大妄想	● 血統妄想、恋愛妄想、発明妄想、宗教妄想など

対応方法

- 利用者は妄想を現実的な体験として知覚している。妄想を否定すると「自分のことを信じてもらえない」と感じるため、妄想の内容ではなく、利用者が感じている苦痛や悩みに寄り添った対応が求められる
- 妄想以外の現実を考えられるよう支援する

例えば…

- 食事のときには「おいしそうですね」「香りはどうですか?」など、現実を感じられるように支援する
- 会話するときに「(将来)どこに旅行に行ってみたいですか?」「退院したら何をしてみたいですか?」などと問いかけてみる

 デキナース 妄想の確信度は日々変化する。そのときの利用者の状態に合わせた柔軟な対応が求められる。

昏迷

 意識ははっきりと保たれており、外部の状況を認識できているにもかかわらず、刺激に対してほとんど反応しない状態。最低限は動く状態を亜混迷という。

▶ 昏迷の種類

混迷の種類	原因と背景
心因性昏迷	● 対人関係や事故など、心に大きなストレスを受けたときに生じる心理的反応 ● 他に精神疾患を示す症状はみられない ● **解離性昏迷**などがある
精神病性昏迷	● 突然動き出したり、衝動的な行動をとったりする場合がある ● 統合失調症の陽性症状でみられる**緊張病性昏迷**がある
器質性昏迷	● 身体的原因による昏迷
うつ病性昏迷	● うつ病に伴って出現する意欲低下による昏迷

昏迷と意識障害
- 意識が保たれていない場合は、昏迷ではなく意識障害となる。
- 脳の器質的疾患などからくる**意識障害との鑑別**に注意が必要。

▶ 対応方法

- 昏迷時にある利用者は、話しかけても反応がみられないことが多いが、意識は保たれており、**話は聞こえている**。つらい気持ちに寄り添う受容と共感の姿勢を忘れてはいけない
- ほとんど反応がなくても、看護師は「つらかったですね」「大丈夫ですよ」「安心してください」など、心に寄り添う声かけを行う

自我障害

 自分と他者との**心理的な境界が不明瞭**となり、正しく区別できない状態。他者に感情や思考を支配されているような感覚となる。

▶ 自我障害の種類

思考吹入 (しこうすいにゅう)	● 自分のものではない考えが吹き込まれる ➡ 例：「先生の考えが頭に入ってくる」
思考伝播 (しこうでんぱ)	● 自分の考えていることが他者に知られてしまう ➡ 例：「テレビで自分のことを放送している」
思考奪取 (しこうだっしゅ)	● 自分の考えを他人に抜き取られる ➡ 例：「あの人が私の考えてることを奪い取った」
思考化声 (しこうかせい)	● 自分の考えていることが声になって聞こえる ➡ 例：「私の考えていたことが、誰かの声で聞こえてくる」
作為体験 （させられ体験）	● 何者かによって自分の行動を支配されている ➡ 例：「こんな体勢をとりたくないのに、操られている」
解離症状 （離人症）	● 強いストレスがかかったとき、自分を守るため、意識的に思考を切り離す

自我障害の原因

- **自我障害を生じるのは統合失調症だけではない。**
- 強いストレスがかかったときに自分を守るため意識的に思考を切り離す離人症なども、自我障害に含まれる。

▶ 対応方法

- 自我機能とセルフケアは相互補完的に作用するため、セルフケアを充実できるよう支援する
- 自我障害が生じている社会的・心理的背景を把握し、生活全体を包括したアプローチを行う

トラウマ反応

 過去に経験した非常に強い衝撃（**トラウマ体験**）が記憶に残っており、同じような経験をした場合に、過去の強い衝撃を受けたときと同じような反応が生じること。過去の体験が精神に影響を及ぼしている状態。

トラウマ反応の種類

身体的反応	● 動悸、息切れ、心拍数の増加、発汗、振戦、不眠、頭痛、食欲不振　など
精神的反応	● 不安、焦燥、不穏、緊張、パニック、怒り、うつ状態　など
行動の変化	● 回避、食行動の異常（過食、拒食、異食）、退行、依存　など

関連する精神疾患

- PTSD（心的外傷後ストレス障害）
- 社会不適応
- 自己肯定感
- 自己効力感の低下
- うつ病

対応方法

- 安心できる環境を提供する
- 否定せず、利用者の気持ちを支持的に傾聴する

- トラウマ反応の出現には個人差がある。
- トラウマ反応の一部は、PTSDへ移行するケースがある（》p.63）。

PTSD（post traumatic stress disorder：心的外傷後ストレス障害）

BPSD（行動心理症状）

 認知症（» p.79）に伴う脳の器質的変化や加齢によって生じる中核症状によって、二次的に生じる症状（周辺症状）のこと。

BPSDの分類

中核症状
見当識障害・記憶障害・失語・失認など

性格、環境、特性、気質など

↓

BPSD（行動心理症状）

行動症状
暴力、暴言、徘徊、不穏、焦燥、逸脱行動など

心理症状
不安、妄想、幻覚、不眠、焦燥感、抑うつなど

対応方法

- BPSDは**中核症状の影響で生じる**ため、利用者周囲の環境を整え、安心感を与えるケアを取り入れることで症状を軽減することが可能となる。
- BPSDは疾患や病期、個人差により変化する。
- はじめに環境調整、行動療法などの非物療法から開始し、効果がなければ薬物療法を検討する。

 ココ知り

安心感を与えるケア（例）
- 訴えを否定せず、ていねいにしっかりと聞く。
  ➡ 例：利用者が「Aさんに物を盗まれた！」などと言った場合は、利用者とAさんとの間をとりもち、怒りや不安を減らすことができるように介入する。

 認知症では**抑うつ症状**を生じる場合がある。
認知症による抑うつなのか、うつ病による抑うつなのかを見定めていく必要がある。

BPSD (behavioral and psychological symptoms of dementia：行動心理症状)

陽性症状と陰性症状

 統合失調症の症状である（»p.52）。時期（急性期、慢性期）によって異なる症状が出現する。

▶ 陽性症状（急性期）

特徴	● **本来存在しないものが出現**する	
代表的な症状	● **幻覚**：幻聴、幻視、体感幻覚など ● **妄想**：被害妄想、誇大妄想、被毒妄想など ● **自我障害**：自分と他人との境界が曖昧になるなど	多くは数週間程度継続する
治療	● **抗精神病薬**を用いた薬物療法	

▶ 陰性症状（慢性期）

特徴	● もともと存在する**感情や思考能力が低下**するもの	
代表的な症状	● **意欲低下**：興味関心の低下など ● **感情鈍麻**：喜怒哀楽の減少、無関心など ● **思考力の低下**：考えがまとまらない、IQの低下など ● **自閉**：引きこもること	経過が長く、数か月〜数年程度続く場合が多い
治療	● 社会復帰に向けた**SST**、**認知行動療法**など	

▶ 対応方法

- **陽性症状への対応**：刺激（光、音、温度なども含む）を避け、安心して過ごせる場所を提供する
- **陰性症状への対応**：セルフケアレベルが低下していることが多いため、セルフケアを充足できるよう支援する

SST（social skill training）：社会生活技能訓練

抑うつ気分

 日常生活で誰もが感じる落ち込みや悲しみ、憂うつな気分がある状態。症状の1つであり、**病名ではない**。

抑うつ気分の悪影響

- 抑うつ気分が継続すると、うつ状態（**抑うつ状態**）となり、食欲不振、不眠、頭痛などの身体症状や、不安、意欲の低下、焦燥感などの精神症状が出現する場合がある
- 身の回りのことが困難となるなど、セルフケアにも影響が現れる
- 抑うつ気分の感じ方には個人差があり、個人の考え方（認知の傾向）や身体的、精神的状態によっても異なる

対応方法

- 精神状態の安定を図る
- 気分の落ち込みに対しては、利用者の話を否定せず、ていねいに傾聴することが重要となる
- 利用者が話せるようであれば、気持ちを表出してもらう。気持ちの表出は、**カタルシス効果**（心のなかにある気持ちを解放し、精神状態を安定させること）を得ることにつながる

抑うつ気分の改善方法（例）
- **規則正しい生活**：概日リズムを整えることで、睡眠と覚醒のバランスを整える。
- **運動**：ストレスの解消、セロトニン、エンドルフィンの分泌を促進する。
- **日光浴**：セロトニンの分泌を促進する。
- **気分転換**（リフレッシュ）：ストレス軽減。
- 睡眠をとる。

アンビバレンス／両価性

 ポジティブな感情とネガティブな感情などの相反する感情を、同じ対象に、同時に感じること。

▶ アンビバレンスの原因

- ２つの異なる欲求が同時に生じているが、どちらも選べない状態であること
- 人が抱える悩みの多くが、アンビバレンスの状況であることが多い
- どちらかの感情を無意識に抑圧すると、精神疾患の原因になることもあるため注意が必要

▶ 具体例

好きなAさんに会えて嬉しい でも 気持ちが伝わらなくてつらい

大好きなケーキを食べて幸せ でも ダイエット中に食べてしまったことが悲しい

お父さんはお小遣いをくれるから好き でも 口うるさいから嫌い

大学に行きたい でも 勉強は嫌い

ポジティブ／ネガティブ

▶ 対応方法

- ネガティブな感情だけに注目せず、ポジティブな感情にも目を向ける
- 自分の気持ちを知ることが重要である。そのため、**気持ちを書き出して整理する**などし、利用者自身が「自分がどうしたいのか」を考えるきっかけを作れるように支援する

異食

食べ物以外の物(土、石鹸、洗剤、糞尿など)を食べること。**摂食障害**の一部。1か月以上継続して通常食べられないものを摂取し続けた場合、「異食症」の診断基準に該当する。

主な原因

- 統合失調症による幻覚・妄想
- 認知症によるBPSD、誤認、味覚障害、認知機能障害
- 脳機能障害による味覚障害、満腹中枢の障害
- 自閉スペクトラム症(ASD)による味覚・触覚などのこだわり
- パーソナリティ障害による自傷行為、注目獲得行動
- 妊娠中などの栄養素不足
- 知的障害(精神発達遅滞)による認知機能障害、理解力不足
- ストレス

合併症

- 消化管閉塞
- 窒息
- 便秘
- 有害物質の摂取による中毒症状
- 寄生虫感染症など

対応

観察項目	・栄養不足がないか(血液検査データ、体重など) ・体重減少や身体症状(腹痛、嘔吐、下痢、食欲不振など) ・精神症状(不安、孤独、認知機能障害、知的障害の有無など)
ケア	・環境を整え、異食につながりそうな物を利用者の手の届くところに置かない ・不安・孤独などがある利用者の場合、側にいる時間(かかわり)を増やす ・作業療法など、利用者が取り組める軽作業などを提案する

ASD(autism spectrum disorder):自閉症スペクトラム障害

易刺激性

 些細な刺激に反応してしまうこと。普段は感じないことでもいらだち、攻撃的になることがある。

▶ 要因

- 明らかなストレスがない状態でも、精神的・身体的要因によって生じる場合がある
- 急な易刺激性の亢進がみられた場合、脳の器質的な問題（脳腫瘍や脳血管性認知症）などの場合もあるため注意が必要

▶ 代表的な要因

精神的要因	● 自閉スペクトラム症（ASD） ● 双極性感情障害 ● 統合失調症　● アルコール依存症　● 薬物依存症 ● 知的障害（精神発達遅滞）　● 認知症 ● 強迫性障害　● パーソナリティ障害　など
身体的要因	● 高次脳機能障害 ● 月経前症候群（PMS）、更年期障害、妊娠など性ホルモンの分泌変化などの影響
その他	● 睡眠不足　● 疲労の蓄積 ● ストレスの蓄積など

▶ 対応方法

- **暴言暴力、自傷行為**に発展する場合は刺激を遮断する
- 身体的・精神的要因から生じたものでない場合は、睡眠、食事、休息をしっかりとり、生活リズムを整えることや、他者に話を聞いてもらうなどの対処方法をとることが望ましい
- 深呼吸を促し、副交感神経を優位にすることで気持ちを落ち着かせる

ASD（autism spectrum disorder）：自閉症スペクトラム障害
PMS（premenstrual syndrome）：月経前症候群

無為自閉

 意欲がなく、何もせずに過ごしている状態。**慢性期の統合失調症**で多くみられる。
周囲への興味関心の低下や意欲の低下などがある。

▶ 無為自閉による悪影響

- 無為自閉は**一部のセルフケアが低下**しやすい
- 利用者の話を傾聴し、意思決定を尊重しながら必要なセルフケアを援助することが求められる

オレムアンダーウッドのセルフケア理論6つの領域で考えると…

①個人衛生
②活動と休息のバランス
③孤独と付き合いのバランス
④安全を保つ能力

→ **無為自閉によってセルフケア不足となりやすい**

⑤水・空気・食物
⑥排泄

→ **生理的欲求は比較的保たれる**

▶ 対応方法

- その利用者のセルフケアについて、どの部分が不足しているか観察し、充足できるよう支援する

例えば…

- **個人衛生が不足している場合**：入浴ができているか、行為ができているか、排泄が自立しているかなどを観察し、できていない部分を一緒に練習する
- **孤独との付き合いのバランスが不足している場合**：集団精神療法や作業療法などへの参加を促す

攻撃性

 攻撃行動(相手に身体的・精神的な危害を与える行動または威嚇行為)を行わせる精神的(内的)な状態。

攻撃性の特徴

- 攻撃性は、脳機能障害、精神疾患、遺伝、生育歴、発達段階、薬物摂取、飲酒などの影響を受けるため個人差がある
- テストステロンの影響を受けるため、女性よりも男性のほうが攻撃行動に至りやすい

代表的な症状

身体的な攻撃	暴力による直接攻撃
精神的な攻撃	陰口、無視、威嚇など

攻撃行動が亢進すると**病的な攻撃性**となる

対応方法

- 環境整備と心理的介入を並行して行っていく

具体的には…

安全環境の整備	・危険物の管理 ・緊急時に対応できる応援体勢の構築 ・利用者・看護師双方の安全確保
心理的介入	・**ディエスカレーション**(CVPPP [》p.184]の1つ)を用いて刺激を避ける 　例)高圧的な対応を避ける 　　　声のトーンを低くして端的に話す 　　　批判をしない 　　　周囲に他の利用者がいない環境を確保する 　　　テレビやラジオを消す　など

CVPPP (comprehensive violence prevention and protection programme:包括的暴力防止プログラム)

不潔行動

 排泄に関するセルフケアが障害され、排泄物を弄ぶなどの不潔な行動がみられること。認知症の利用者に多くみられるが、統合失調症や発達障害などの利用者にもみられる。

疾患別の「よくある」要因

認知症 (» p.79)	● 本人なりの対処行動であることが多い ➡例：失禁してしまったが適切に処理できない 　　　排泄物による不快感から、手で確認してしまう 　　　便であることを認識できずに手で除去しようとする 　　　など
統合失調症 (» p.52)	● 本人の意に沿わない行動を恐怖心から行っている場合がある ➡例：幻聴により「便をテーブルに置け」などと命令されている　など
発達障害 (» p.76)	● 自己刺激行動として不潔行動をとっている場合がある ● 他者が見たときに「自分の行動をどう感じるか」を想像しがたいため、不潔行動であることを自覚できない

対応方法

- **認知症の場合**：本人なりに対処しようと試みたことを評価するなど、自尊心を保てるよう介入する
- **統合失調症の場合**：不潔行動を行った理由を利用者に聞く。恐怖心から行動化に至っている場合は、妄想を軽減させるための頓服薬を内服してもらい、「看護師が側にいるから大丈夫」と安全を保証する
- **発達障害の場合**：不潔行動を行った理由を利用者に聞く。気を引きたい・かまってもらいたい気持ちがある場合は、違う手段（折り紙やゲームなど）でかかわりがもてるよう支援する。同時に、不潔行動をしなくても対応してもらえることを繰り返し伝え、理解してもらえるようにかかわる

性的逸脱行為

 普段は行わないような性的に逸脱した行動をとった場合を性的逸脱行動といい、その行為自体を「性的逸脱行為」と呼ぶ。**性的嗜好とは異なる。**

主な原因

- 強迫行動、幻聴の影響、自我機能障害、支配欲の充足、認知の歪みなどが影響している場合もある
- 性欲と性的逸脱行動は関連がないこともある

性的逸脱行為を引き起こしうる疾患

- 双極性感情障害の躁状態
- 統合失調症による自我機能障害
- 認知症による認知機能障害
- 性依存症（認知の歪み、性的嗜好など）
- パーソナリティ障害　など

対応方法

- 性的な目的ではなく、愛情を感じたい、安心感を得たい、他者とのスキンシップを図りたい、自尊心を保ちたいという背景が隠されている場合があるため、感情的に反応せず、尊厳に配慮した言葉かけや対応が求められる
- **双極性感情障害では、躁状態の治療が最優先**となる。躁状態の改善と共に性的逸脱行為に対して羞恥や後悔にさいなまれる場合も多い。同性などの話しやすい医療者が対応を行い、寄り添う姿勢と傾聴が求められる

ココ知り

尊厳に配慮した言葉かけ・対応の例

- 体に触れることで安心感を得ようとしている場合もある。スキンシップを多くし、人とのつながりを感じられるように介入する。
- 「触らないでください！」などと**感情的に対応してはいけない**。利用者が「否定された」と感じないよう、自然に別のことに話題をそらす。

水中毒

 過剰な水分摂取により体内の電解質異常(低ナトリウム血症)が生じている状態。多飲水が原因となって発症するものであり、死に至る場合もある。

主な要因

精神的要因	精神疾患、ストレスなど
身体的要因	薬物治療や疾患の影響による口渇、利尿薬の内服、脳機能障害
社会的要因	飲酒、違法薬物摂取など

症状と重症度

	軽度〜中等度 (Na135mEq/L未満)	重度 (Na120mEq/L以下)
精神症状	● イライラ ● 意欲低下 ● 易怒性の亢進 ● 考えがまとまらない ● 精神症状の悪化	● 精神症状の悪化
神経症状	● 手指の振戦 ● 頭痛	● 意識障害 ● 昏睡 ● けいれん
身体症状	● 頻尿 ● 失禁 ● 悪寒 ● 浮腫 ● 体重増加 ● 嘔吐など	● 横紋筋融解症 ● 肺水腫 ● DIC(播種性血管内凝固症候群) ● 急性腎不全など

対応方法

- **多飲水(多飲症)と水中毒は違うもの**としてとらえる必要がある
- 血液検査(血中ナトリウム濃度測定)によるモニタリングが必要
- **多飲水は改善が可能**である。利用者とともに、チェックリストなどを用いて1日のなかでの飲水量を視覚的に把握し、それをもとに目標(例:午前中○mL、午後△mLまで)を立て、その範囲内での飲水にとどめられるよう一緒に取り組む
- 「水を多く飲んでいるから飲水制限をしなければならない」という安易な対応は適切ではない

DIC(disseminated intravascular coagulation:播種性血管内凝固症候群)

検査

検査の流れ

一般的な入院時検査

 精神科の入院は、利用者に「受診の意思があるか」によって、3つの経路に分かれる。いずれにしても危機的な体験をし、不安や苦悩を抱え、ようやく病院にたどり着いた利用者やその家族に配慮する。

▶ 入院時検査の流れ

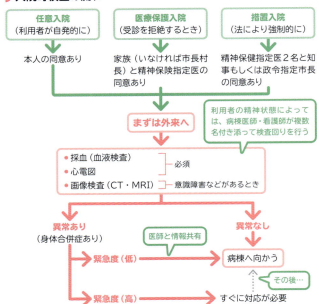

血液検査：注意すべき項目

項目	異常値の理由	予想される症状
GOT GPT γGPT	・異常高値：肝障害（アルコール、ウイルス性肝炎、がんなど） ・軽度：脂肪肝、低栄養、薬剤性など	・異常高値（T-bilも上昇）：意識障害、不穏、黄疸
NH_3	・高値：肝性脳症、肝硬変	・高値：意識障害、もうろう、羽ばたき振戦
BUN Cre	・高値：急性・慢性腎不全、脱水	・異常高値：意識障害、もうろう、乏尿
Na	・高値：脱水 ・低値：多飲水、水中毒など	・高値：意識障害、もうろう、頭痛 ・低値：意識障害、もうろう、けいれん、ふらつき、食欲不振
K	・高値：急性・慢性腎不全 ・低値：多飲水、水中毒など摂食障害などによる頻回嘔吐	・高値：心電図でテント状T波 ・低値：意識障害、もうろう、けいれん、不整脈
CK （CPK）	・高値：横紋筋融解症、悪性症候群、脱水、てんかん発作後、急性心筋梗塞	・異常高値：意識障害、高熱、筋硬直、手の振戦
血糖	・高値：糖尿病 ・低値：低栄養、摂食障害、敗血症	・高値：意識障害、不穏 ・低値：意識障害、もうろう
WBC	・高値：炎症、がん ・低値：薬剤性顆粒球減少症	・高値：原因疾患の症状 ・低値：易感染
CRP	・高値：細菌性感染、がん	・まれだが脳炎では意識障害、不穏
RPR TPHA	・陽性：梅毒感染、進行麻痺	・陽性：精神病様症状の可能性
FT_3 FT_4	・高値：甲状腺機能亢進症 ・低値：甲状腺機能低下症	・亢進：躁状態、易刺激性、頻脈、発汗 ・低値：抑うつ、認知機能障害
プロラクチン	・高値：抗精神病薬副作用	・高値：月経不順、乳汁分泌、女性化乳房、勃起不全
ビタミンB_1	・低値：栄養状態不良、アルコール多飲	・低値：意識障害（ウェルニッケ脳症）、認知機能障害（コルサコフ症候群）

検査　一般的な入院時検査

> **デキナース**　利用者は、精神症状によって自ら症状を訴えられない場合がある。血液検査結果を医師と情報共有する。

▶ 心電図検査：QTc 延長に要注意

- 抗精神病薬や抗うつ薬の副作用として、QTc（補正QT 間隔）延長がある
- 不整脈や狭心症を合併している利用者は少なくないうえ、QTc 延長は心室頻拍や心室細動の引き金となり、突然死の原因になりやすい
- **めまいや動悸、失神**の有無を確認する
- QTc440msec で QT 延長、QTc500msec 以上で危険とされる

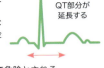

QT 部分が延長する

‖ Column

WRAP®

　WRAP®（wellness recovery action plan：元気回復行動プラン）は、精神的な困難を抱えた人たちの経験をもとに考案されたセルフヘルプツールです。「元気に役立つ道具箱」と 6 つの行動プランから構成され、各プランは、リカバリーに大切な 5 つのこと、すなわち、希望・責任・学ぶこと・自己権利擁護・サポートがベースとなっています。

　WRAP® を開発した中心人物であり、自らも精神科医療の利用者であったコープランドは、WRAP® は「不快で苦痛を伴う困難な状態を自分でチェックして、プランに沿った対処方法を実行することで、そのような困難を軽減、改善あるいは解消するための系統立ったシステム」[1]で、誰でも用いることができ、誰にとっても役に立つと述べています。

　WRAP® は、誰かから受け取るものでも、押し付けられるものではありません。自分の感情や行動、日常生活を見つめ直し、これまでの経験あるいは希望に意識を向けて自分だけの WRAP® を作成します。いい感じの自分を保つことを大切にしますが、ストレスとなる出来事や心身の変化によって調子を崩したとき、あるいは自分で自分がコントロールできなくなったときにも、あらかじめ状態に応じたサインとプランを作成しておくことで、自分らしさを取り戻していくことができます。

　WRAP® は支援技法のひとつですが、日々を生きる私たちにも役立ちます。

文献
1) Copeland ME 著，久野恵理訳：WRAP の道具箱. https://wrap-jp.net/（2025.3.24 アクセス）.

どんな検査を行うか

救急入院時の検査（夜間・休日など）

精神科の救急入院では「誰が救急状態だと認識したか」によって、4つの経路に分かれる。夜間や休日は、心電図や胸部X線検査はできない場合が多い。そのため、血液検査と情報収集を行う。

▶ 夜間・休日の入院時検査の流れ

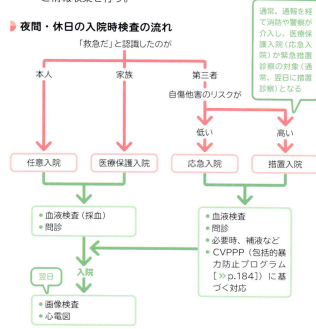

通常、通報を経て消防や警察が介入し、医療保護入院（応急入院）か緊急措置診察の対象（通常、翌日に措置診察）となる

> **POINT**
> - 既往歴、最近の生活状況、受診直前までの情報を可能な限り聴取し、自傷他害の緊急性を判断する。
> - 血液検査により、脱水症状をはじめとする身体合併症のアセスメントを行う。

緊急入院までの看護ケア

- 初診の場合、精神科へのスティグマや受診に対する不安から、精神科医療に対して否定的な感情を持っている利用者が多い
- 医療保護入院や措置入院・緊急措置入院などの強制入院の場合は、入院するまでに著しく体力を消耗している場合も多いため、必要に応じて点滴などで補液する必要がある
- 不穏興奮が著しい場合は、CVPPP（包括的暴力防止プログラム）など、パーソンセンタードの視点でかかわり、トラウマ体験にならないよう配慮したケアを行う

デキナース　措置入院は自傷他害の恐れがあると認めた場合に行う入院である。医療保護入院は医療および保護のため入院の必要がある場合に行う入院である。

心理テストの概要

知能の検査

知識、理解、解決などの認知能力を測定するもの。
「ウェクスラー式知能検査」と「田中ビネー知能検査」がある。

ウェクスラー式知能検査

4つの指標と全検査IQを測定できる検査で、病院でよく実施される。

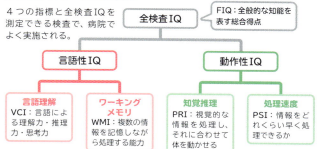

- 全検査IQ — FIQ：全般的な知能を表す総合得点
- 言語性IQ
  - 言語理解 VCI：言語による理解力・推理力・思考力
  - ワーキングメモリ WMI：複数の情報を記憶しながら処理する能力
- 動作性IQ
  - 知覚推理 PRI：視覚的な情報を処理し、それに合わせて体を動かせる
  - 処理速度 PSI：情報をどれくらい早く処理できるか

種類

幼児：WPPSI（ウィプシ）	児童：WISC（ウィスク）	成人：WAIS（ウェイス）
（2歳6か月〜7歳3か月）	（5歳0か月〜16歳11か月）	（16歳〜90歳11か月）

デキナース　看護師は、VCIが低い利用者には視覚的に提示する（声での理解が難しいため紙に書いて見せる）、PSIが低い利用者にはゆっくり安心して取り組める環境を提供する（作業の遅れが目立つことに配慮する）などのように対応する。

田中ビネー知能検査

- 小児に対して行う検査
- 2〜13歳：精神年齢を算出可能
- 14歳〜：IQのみ測定可能

WAIS（Wechsler adult intelligence scale：ウェクスラー成人知能検査）

心理テストの概要

発達段階の検査

 わが国で使用されているのは、円城寺式、新版K式、津森式の3つ。いずれの検査も、**検査結果のみで発達障害を診断するものではない。**

▶ 遠城寺式乳幼児分析的発達検査

- 児の発達や個性をとらえる目的で利用される
- 知的障害（精神発達遅滞）や自閉スペクトラム症（ASD）のスクリーニングにも活用されている
- 児だけでなく保護者からの聞き取りも行われる
- 検査時間が短いため実施しやすく、児の発達の特徴を把握しやすい

▶ 新版K式発達検査2020

- 発達の程度を発達指数として示す検査で、0歳～成人まで適用できる
- 対象者の知的発達の程度を早期に把握できる
- 「姿勢・運動（P-M）」「認知・適応（C-A）」「言語・社会（L-S）」の3領域を評価し、発達指数と発達年齢を算出する

▶ 津守式乳幼児精神発達診断法

- 実際の年齢と発達の程度の差を調べる検査
- 保護者との面接を行うため、普段の生活の状態を客観的に判断することが可能であるが、保護者の主観に影響を受けやすい
- 「運動」「探索」「社会」「生活習慣」「言語」の5つの領域を評価して作成する「発達プロフィール」が特徴

 デキナース
看護師は、得られたデータをもとに、利用者のどの部分が正常な発達に達していないかを把握し、利用者個々の状態に合わせた支援を行う。

心理テストの概要

認知機能の検査

 日本ではHDS-R（長谷川式）とMMSEの２つが活用されている。検査は**認知症のスクリーニング**として利用され、確定診断は医師より行われる。

▶ 改訂長谷川式簡易知能評価（HDS-R）[1]

構成要素	①年齢	②日付の見当識	③場所の見当識
	④即時記憶	⑤計算	⑥逆唱
	⑦遅延再生	⑧視覚記憶	⑨語想起・流暢性記憶力

- 上記の９項目を評価し、合計20点以下が認知症疑いとされる
- 所要時間は約10～15分

▶ ミニメンタルステート検査（MMSE）[2]

構成要素	①日時の見当識	②場所の見当識	
	③言葉の記銘（即時再生）	④言葉の記銘（遅延再生）	
	⑤計算	⑥物品呼称	
	⑦復唱	⑧３段階の口頭命令	⑨書字命令
	⑩書字	⑪図形模写	

- 上記の11項目（30点満点）を評価し、合計23点以下が認知症疑い、27点以下は軽度認知障害が疑われる
- 世界で広く使用されている認知症のスクリーニング検査で、所要時間は10～20分

デキナース

看護師は、得られたデータをもとに出現しうる症状を予測し、現在ある症状からBPSDに移行しないよう情報共有を行い、総合的な視点からチームでケアを行っていく。

検査
発達段階の検査／認知機能の検査

文献
1）加藤伸司, 下垣光, 小野寺敦志, 他：改訂長谷川式簡易知能評価スケール（HDS-R）の作成. 老年精医誌 1991；2：1342.
2）北村俊則：Mini-Mental State Examination（MMSE）. 大塚俊男, 本間昭監修, 高齢者のための知的機能検査の手引き. ワールドプランニング, 東京, 1991：35-38.

HDS-R（Hasegawa dementia scale-revised）：改訂長谷川式簡易知能評価
MMSE（mini-mental state examination）ミニメンタルステート検査

治療

精神科治療の概要

 精神科治療の柱の1つは**薬物療法**である。適切な薬剤を用いたうえで、その他の治療を併用していくのが原則となる。

精神科で行われる主な治療

薬物療法
- 疾患や症状に応じて選択

電気けいれん療法（≫p.132）
- うつ症状（重度）に対して実施

精神療法（≫p.134）
- 集団療法や社会生活のトレーニングとして実施

リハビリテーション（≫p.140）
- 社会適応能力の回復を目的として行われる

薬物療法の概要

 中枢神経系に作用する薬物を総称して**向精神薬**と呼ぶ。本書では、向精神薬のなかでも**精神科の薬物療法に関連する薬剤**を紹介する。

精神科薬物療法で用いる薬

各薬剤の処方の目的、代表的な副作用、看護のポイントを整理するとともに、薬物療法が利用者にとってどのような意味をもつのか、服薬アドヒアランスについても考える（≫p.177）。
利用者個々の生活様式に合った服用方法を考えるときに、**剤形の選択肢**を念頭に置くと、より利用者の意思に沿った方法を選択しやすくなる。
抗精神病薬に限らず、精神科治療薬の内服が、利用者の「自分は精神科の薬を飲んでいる精神病者」という**セルフスティグマ**につながっている可能性もあるため、ていねいに対応する必要がある。

剤形別の特徴

剤形		特徴
注射剤	メリット	● 注射により確実に体内に薬剤を投与できる ● 散剤や錠剤よりも効果発現が早い
	デメリット	● 注射されることから受ける「強制」のイメージがある ● 事故(針刺し、神経損傷など)のリスクがある
持効性注射剤(LAI)	メリット	● 種類によって2週間〜3か月効果が持続する ● 1度の注射で長期間内服をしないで済む
	デメリット	● 一度施行されると効果の消失までに時間がかかる ● 有害事象が出現した際に、対処が困難になる
内用液	メリット	● 散剤や錠剤より吸収・効果発現が早い(リスペリドン、アリピプラゾール) ● 分包包装で携帯しやすく、水なしで内服できるため、頓服で使用しやすい
	デメリット	● 飲み物などに混ぜて飲ませてしまえるため、利用者本人の意思が無視される(倫理的問題)だけでなく、処方量を内服できない可能性もある(治療的問題)
口腔内崩壊錠(OD錠)	メリット	● 口腔内の唾液ですみやかに崩壊するため、水なしで内服できる ● 高齢者、嚥下機能が低下している場合、夜尿などで飲水を控えなければならない場合など、用途が多い
	デメリット	● 口腔内崩壊錠が散剤や錠剤よりも効果発現が早いということはない ● 内服薬のため、飲み忘れを防ぐ必要がある
徐放剤	メリット	● 1日1回の服用で効果が得られる(効果成分の吸収速度を緩徐にして効果が長時間持続するように設計されている)
	デメリット	● 内服薬のため、飲み忘れを防ぐ必要がある
貼付剤	メリット	● 貼付した箇所から薬剤が吸収される ● 内服に抵抗感がある利用者に勧められる ● 1日1回の貼り替えで済む
	デメリット	● 貼付部に発赤、湿疹、瘙痒感が発生する恐れがある

LAI(long active injection):持効性注射剤

薬物療法

抗精神病薬

定型（第1世代）と**非定型**（第2世代）に分かれる。
処方は、精神症状に効果を示し、かつ副作用を発現させない治療有効域をめざすが、特に定型抗精神病薬は調整が難しく副作用が出やすい。難治性薬物抵抗性統合失調症に対して、クロザピン（クロザリル®）を使用することがある。

抗精神病薬の種類

処方目的：精神病症状（陽性症状、陰性症状、認知機能障害）の改善

	分類	代表的な薬剤と投与経路
定型	フェノチアジン系	● クロルプロマジン 経口 筋注 ● レボメプロマジン 経口　● プロペリシアジン 経口 ● ペルフェナジン 経口 筋注 ● フルフェナジン 経口 筋注
	ブチロフェノン系	● ハロペリドール 経口 筋注、静注 ● ブロムペリドール 経口
	ベンズアミド系	● スルピリド 経口 筋注　● スルトプリド 経口 ● チアプリド 経口
	チエピン系	● ゾテピン 経口
非定型	SDA	● リスペリドン 経口 筋注　● ペロスピロン 経口 ● ブロナンセリン 経口 貼付　● ルラシドン 経口 ● パリペリドン 経口 筋注
	MARTA	● クエチアピン 経口　● クロザピン 経口 ● オランザピン 経口 筋注　● アセナピン 舌下
	DPA	● アリピプラゾール 経口 筋注
	SDMA	● ブレクスピプラゾール 経口

POINT

● 副作用は、文書で読む以上に内服する利用者にとって不快な体験である。
● **オランザピン、クエチアピンは糖尿病には禁忌**であり、食欲亢進により体重増加・糖尿病のリスクに留意する必要がある。

代表的な副作用

過鎮静	●眠気やふらつき、倦怠感、疲労感など生活に支障が出る状態
薬剤誘発性パーキンソニズム	●アキネジア（筋強剛、振戦、小刻み歩行、すり足歩行など） ●ジストニア（強直、捻転などによる姿勢の異常） ●アカシジア（手足、特に足の不快感による静座不能） 症状出現時の対応：抗コリン薬による対症療法（副作用である認知機能障害に注意）
遅発性ジスキネジア	●数年〜数か月の服用後、急に発現する「動きのぎこちなさ」や、連続した速い不随意運動 ●咀嚼様の動きや、繰り返す舌の出し入れなど、口部にみられることが多く、会話が困難になる場合がある 症状出現時の対応：減薬が第一であり、医師に伝えて減薬指示を受け、処方変更の対応をする ●近年薬事承認されたバルベナジンによる対症療法がある ●バルベナジン内服後には、副作用（倦怠感、不眠、めまい、抑うつ状態）に注意
悪性症候群	●40℃以上の高熱、筋強剛が特徴的。検査所見では血中クレアチンキナーゼ（CK）と白血球の上昇がある ●前駆症状として、発汗、頻脈、無動・緘黙、筋硬直、振戦、言語障害、流涎、嚥下障害などがある 症状出現時の対応：すみやかに、①すべての向精神薬の中止、②輸液と身体管理、③ダントロレン投与を同時進行で行う
体重増加・糖脂質代謝異常	●糖尿病や心血管系の異常など、生活習慣病のリスクを高め、服薬コンプライアンス低下につながりやすい ●糖尿病発生リスクも考慮し、体重コントロール困難な場合は早期に体重増加のリスクが少ないとされる薬剤への変更が望ましい
QT延長	●致死的不整脈または心不全をきたす可能性がある（>> p.112） ●抗精神病薬を高用量や長期間使用せざるを得ない場合には定期的に心電図をモニタリングする必要がある ●加齢、甲状腺機能低下、徐脈、三環系抗うつ薬の使用、電解質異常などがQT延長の他の要因として報告されている
高プロラクチン血症	●乳汁漏出や無月経、男性でも乳房の腫脹・疼痛がある ●食欲増進による体重増加につながることもあり、糖尿病や心疾患を助長する可能性にも留意

治療　抗精神病薬

「代表的な副作用」つづき

性機能障害	● 性的な興味の抑制、勃起障害、射精障害など。相談に抵抗があり、悩んでいる利用者も多い
起立性低血圧	● 血圧が低値傾向になり、急に立ち上がると立ちくらみやめまいなどの症状が現れる **症状出現時の対応**：臥位と座位で収縮期血圧20mmHg以上、拡張期血圧10mmHg以上の低下があれば、減薬もしくは薬剤を変更する ● 上記で改善しなければミドドリン投与（対症療法）

こんなときどうする クロザピン管理

- クロザピンは、治療抵抗性統合失調症が適応の非定型抗精神病薬。導入にあたって以下を確認する必要がある。
- まれであるが重大な副作用が多く、投与初期には**原則として開始〜18週間は入院**治療が必要。

治療抵抗性である

2種類以上の抗精神病薬の使用歴
- 反応性不良：CP換算＊で600mg/日以上、4週間以上投与しても反応がみられない
- 忍容性不良：**錐体外路症状**などの副作用が強く、十分増量できず、十分な治療効果が得られない

既往歴・合併症・採血データに問題なし

- 空腹時血糖126mg/dL以上、随時血糖180mg/dL以上、またはHbA1c 6.5％以上の場合は内科医に相談する

同意取得可能

クロザリル患者モニタリングサービス（CPMS）規定に従った定期的な血液検査実施が可能 → クロザピン導入

- 処方継続には、投与日数と白血球数に応じて1〜4週間に1回以上の定期的な採血検査とCPMSへの検査値登録が必須。

クロザピンの代表的な副作用 抗精神病薬の項も参照（» p.121）

- 無顆粒球症、白血球減少、好中球減少症
- 心筋炎、心筋症、心膜炎、心嚢液貯留
- 悪性症候群
- 高血糖、糖尿病性ケトアシドーシス、糖尿病性昏睡
- てんかん発作、けいれん、ミオクローヌス発作
- 起立性低血圧、失神、循環虚脱
- 肺塞栓症、深部静脈血栓症
- 劇症肝炎、肝炎、胆汁うっ滞性黄疸
- 腸閉塞、麻痺性イレウス、腸潰瘍、腸管穿孔

クロザピン使用時の看護ケアのポイント

- 重大な副作用を早期に発見するために、定期的な観察、バイタルサインの測定、全般的なフィジカルアセスメントを行う
- イレウスなどの消化器症状も予測されるため、腹痛、排便状況などの観察を行う
- **高血糖症状**（口渇、多飲、多尿、頻尿など）、過鎮静による**転倒**、過鎮静と流涎過多が併発すると、**誤嚥性肺炎のリスク**があることに注意する
- 2日以上休薬した場合は、再び治療開始時と同様の用量設定を行う必要があるため、残薬の有無を確認する。残薬がある場合は、すみやかに主治医・薬局へ報告する

デキナース
退院後もモニタリングが必須。クロザピン導入の際には、利用者が退院後も治療継続が可能か（定期的な通院が可能か、通院同行など社会資源が必要か、など）を検討する。
クロザピン内服により症状は安定したが、自宅が病院から遠方で通院が難しく、内服継続ができないという事態は避けなければならない。

CP換算：クロルプロマジンを基準とした抗精神病薬の等価換算。主たる治療効果である抗精神病作用を評価する。
CPMS（clozaril patient monitoring service）：クロザリル患者モニタリングサービス

薬物療法

抗うつ薬

 第1世代の**三環系**・**四環系**抗うつ薬、第2世代の**SSRI**（選択的セロトニン再取り込み阻害薬）、**SNRI**（セロトニン・ノルアドレナリン再取り込み阻害薬）、**NaSSA**（ノルアドレナリン・セロトニン作動性抗うつ薬）、**S-RIM**（セロトニン再取り込み阻害・セロトニン受容体調節薬）の種類がある。

抗うつ薬の種類 処方目的：抑うつ状態の改善

分類		代表的な薬剤と投与経路
第1世代	三環系	・イミプラミン 経口 ・クロミプラミン 経口 点滴静注 ・アミトリプチリン 経口 ・ノルトリプチリン 経口 ・トリミプラミン 経口 ・ロフェプラミン 経口 ・ドスレピン 経口
	四環系	・マプロチリン 経口 ・ミアンセリン 経口 ・セチプチリン 経口
第2世代	SSRI	・フルボキサミン 経口 ・パロキセチン 経口 ・エスシタロプラム 経口 ・セルトラリン 経口
	SNRI	・ミルナシプラン 経口 ・デュロキセチン 経口 ・ベンラファキシン 経口
	NaSSA	・ミルタザピン 経口
	S-RIM	・ボルチオキセチン 経口

> 第1世代抗うつ薬は、近年ではあまり処方されない

代表的な副作用

第1世代(三環系・四環系)の副作用	● 服薬直後に、抗コリン作用が現れる ● **抗コリン作用**:口渇、立ちくらみ、めまい、かすみ目、頻脈、便秘、排尿困難、低血圧、眠気など
第2世代(SSRI、SNRI、NaSSA、S-RIM)の副作用	● 消化器症状(悪心、食欲不振、口渇、便秘、下痢など)が特徴。制吐薬で対処できることが多い ● 眠気、めまい、頭痛など ● SNRIでは、振戦、立ちくらみ、血圧上昇、頻脈、動悸、尿閉などに注意 ● NaSSAでは、傾眠、口渇、倦怠感に注意 ● S-RIMでは、嘔気、嘔吐、下痢に注意

関係構築や治療意欲につながるかかわり(例)

看護師側から積極的に「症状がよくなっている」と伝えるよりも、利用者の主観的な体感(入院前と比べて眠れている、日中活動しやすくなった、など)が表出されるのを待つのも大切。

利用者のコンディションによっては、事実(睡眠時間が増えている、自分で身なりが整えられている、などの変化)がしっくりこない可能性もある。これらの変化を頻繁にフィードバックするというよりは、かかわりのなかで感じた利用者の変化を共通の話題にできるとよい。

治療 抗うつ薬

POINT

- 第1世代が合う利用者もいるが、**抗コリン作用**により**認知機能障害**が起きる可能性がある。
- 効果より副作用が先に出ることが多く、事前の説明により自己判断での減薬・断薬を予防する。
- 抑うつ状態では薬物療法の効果を感じにくく、**主観的な回復の実感はゆっくり**であるため、客観的な評価で「症状がよくなったでしょう」という説明は利用者が納得しにくく、関係構築や治療意欲につながりにくい。
- 内服を開始した直後や増量直後からおよそ2週間以内に衝動性や攻撃性が急に生じ、自殺や他害行為が発生する恐れがある(**賦活症候群**)。医師に報告し、薬物療法の中断を検討してもらう。

薬物療法

抗不安薬

 ここでいう「不安」は、具体的な理由があり、自分自身の力ではどうにもならない**外的ストレスによる不安**である。ベンゾジアゼピン系（**BDZ**）・非ベンゾジアゼピン系（**非BDZ**）が含まれる。あくまで対症療法薬であり、漫然と長期間内服する薬ではない。

抗不安薬の種類　処方目的：不安を和らげる

分類		代表的な薬剤と投与経路
ベンゾジアゼピン系	短時間型	● エチゾラム 経口 ● クロチアゼパム 経口 ● フルタゾラム 経口 ● トフィソパム 経口
	中時間型	● ロラゼパム 経口　静注 ● アルプラゾラム 経口 ● ブロマゼパム 経口　経直腸
	長時間型	● フルジアゼパム 経口 ● メキサゾラム 経口 ● ジアゼパム 経口　筋注、静注 ● クロキサゾラム 経口 ● クロルジアゼポキシド 経口 ● オキサゾラム 経口 ● メダゼパム 経口 ● クロラゼプ酸 経口
	超長時間型	● ロフラゼプ酸 経口
非ベンゾジアゼピン系		● タンドスピロン 経口

 デキナース　理由が不明なのに「大丈夫だろうか」と繰り返し確認するなど、自分が作り出す「内的ストレスによる不安」には、SSRI（選択的セロトニン再取り込み阻害薬 [» p.124]）が第一選択となる。

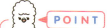

- 依存形成・耐性形成しやすい。
- 効果を感じにくくなることで高用量による安心感を求め、結果的に過量服薬につながる場合もある。
- 過量服薬に関して禁止の約束をするなどの単純な対応では改善には至りにくい。
- 不安がどのような要因によるものか、生育歴・トラウマ反応などの背景の理解に努めることが重要である（>> p.24）。

代表的な副作用

- 眠気、筋弛緩作用によるふらつき・転倒・呼吸抑制、認知機能障害が生じうる
- 急な中断による**反跳性の不安・離脱症状**（けいれん発作、せん妄、振戦、不眠、不安、幻覚、妄想など）も生じる

依存形成・耐性形成を防ぐかかわり（例）

可能なら、処方の際に、医師から「ベンゾジアゼピン系薬剤は漫然と長期に使用するものではなく、効きづらくなったりする可能性があるため用法容量を守るように」と説明してもらうようにするとよい。

看護師から薬剤について話をするときは、依存・耐性という言葉を避けて平易に「不安・緊張の薬はどんなときに必要だろうか、他にリラックスの方法があるか一緒に考えて試しませんか？」と、薬物療法のみに頼らない方法を検討できるとよい。

薬物療法

気分安定薬

 ここでいう「気分」は、躁状態・抑うつ状態を指す。
リチウムと**抗てんかん薬**がある。

気分安定薬の種類

処方目的：気分の振れ幅の安定化（主に双極性感情障害の治療に用いられる）

分類	代表的な薬剤と投与経路
リチウム	● 炭酸リチウム 経口 ● 有効治療域が非常に狭く、少量追加しただけで急激に血中濃度が上昇することもあるため、1か月に1回程度、定期的な血中濃度を測定することが推奨されている ● 腎障害や甲状腺障害、妊娠中や重度心疾患のある利用者には禁忌
抗てんかん薬	● バルプロ酸 経口　● カルバマゼピン 経口　● ラモトリギン 経口 ● 血中濃度の乱高下があると、薬剤反応性の低下、再発の誘発、再燃周期の短期化が生じるため、寛解状態でも継続した内服が重要

 POINT

● うつ病の診断でSSRIやSNRIを内服して躁転した場合、双極性感情障害に診断が変わる（>> p.58）。診断が変わると治療方針も変わるため、特に初めて治療をする利用者の**内服後の気分変動に注意**する。

代表的な副作用

炭酸リチウム	● **リチウム中毒**：最悪の場合、死亡や重篤な状態から回復しても後遺症が生じる ● 初期症状は食欲低下、悪心・嘔吐、下痢。続発して運動障害（小脳性運動失調、振戦）、傾眠、昏迷や不穏などに発展
抗てんかん薬	**バルプロ酸とラモトリギンを併用すると重篤な皮膚障害をきたすことがある**ため注意 ● **カルバマゼピン**：眠気、めまい、皮疹、スティーブンス・ジョンソン症候群（発熱、全身に紅斑・びらん・水疱が多発） ● **バルプロ酸**：悪心・嘔吐、食欲不振、血小板減少、肝トランスアミナーゼ上昇、鎮静、振戦 ● **ラモトリギン**：重篤な皮膚障害、スティーブンス・ジョンソン症候群

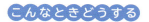

こんなときどうする
「薬を飲みたくない」と言われたら

▶「薬を飲む＝当たり前のこと」ではない

- 利用者が能動的に服薬自己管理をしていくための支援として、利用者と看護師の関係に注目する考え方が主流である
- 日本の精神科では、ほとんどの利用者が薬物療法を行っており、看護師も利用者が内服することを当たり前と思いがちである
- 利用者が、精神科の薬物療法や「薬を飲むということ」についてどのように考えているか、否定的な気持ちも含めて十分に聞き取らなければならない

▶「薬を飲みたくない」と思う理由（例）

- 内服＝病気だと認めることになる
- 職場や学校に内服を知られたくない
- 家族や信頼できる友人が「薬に頼ってはいけない」と言う
- 副作用が不快
- 用法が複雑、容量が多い　　　　　など

治療／気分安定薬

▶服薬支援の考え方

コンプライアンス	・利用者が治療者の指示や忠告を従順に守ること、処方された薬をきちんと飲むこと、遵守度 ・服薬コンプライアンスがよい、悪いと表現されてきた
アドヒアランス	・コンプライアンスの一方的な意味合いの言葉を避け、利用者がより能動的に治療過程を理解して服薬すること ・利用者が医療者とのコミュニケーションの中で治療方針を了解して従うというニュアンスがある
コンコーダンス （現在の主流）	・利用者と治療者の関係性に注目した考え方 ・「一致」、「調和」という意味があり、利用者と治療者が協力関係をもつこと、利用者のもつ病気や治療について経験や信念を重視し、利用者の決定を第1に尊重することが重要視され、共同意思決定のプロセスが役に立つと考えられる

薬物療法

睡眠薬

 ベンゾジアゼピン系（BDZ）・非ベンゾジアゼピン系（非BDZ）の**睡眠導入薬**と、メラトニン受容体作動薬・オレキシン受容体拮抗薬の**不眠症治療薬**がある。

睡眠薬の種類　処方目的：不眠症など睡眠障害の改善

分類			代表的な薬剤と投与経路
睡眠導入薬	ベンゾジアゼピン系	超短時間作用型	● トリアゾラム 経口
		短時間作用型	● リルマザホン 経口 ● ロルメタゼパム 経口 ● エチゾラム 経口 ● ブロチゾラム 経口
		中間作用型	● フルニトラゼパム 経口 ● ニトラゼパム 経口
		中・長時間作用型	● クアゼパム 経口
		長時間作用型	● フルラゼパム 経口 ● エスタゾラム 経口 ● ハロキサゾラム 経口
	非ベンゾジアゼピン系	超短時間作用型	● ゾルピデム 経口 ● ゾピクロン 経口 ● エスゾピクロン 経口
不眠症治療薬	メラトニン受容体作動薬		● ラメルテオン 経口
	オレキシン受容体拮抗薬		● スボレキサント 経口 ● レンボレキサント 経口 ● タリドレキサンド 経口

睡眠障害の型（タイプ）と薬剤選択（»p.70）

入眠困難	● 超短時間〜短時間型のBDZ・非BDZ ● オレキシン受容体拮抗薬
中途覚醒、早朝覚醒	● 中間型〜長時間型のBDZ・非BDZ ● オレキシン受容体拮抗薬
睡眠-覚醒リズムの障害	● メラトニン受容体作動薬

代表的な副作用

- BDZ・非BDZ系の副作用については抗不安薬(» p.126)を参照。依存性・耐性形成、反跳性の不眠、離脱症状に注意する
- メラトニン受容体作動薬・オレキシン受容体拮抗薬は、依存や離脱症状のリスクが低いとされるが、内服後の運転や漫然と長期に利用することは推奨されない

POINT

- 不眠には生活習慣の乱れ、家族との別れ、試験の前日など**さまざまな原因が考えられる。**
- 不眠は自然な経過で改善することや、内服治療の前にできることがある。睡眠衛生に関しては『健康日本21ガイドライン』が参考になる。
- 一方で、生活上の睡眠衛生に気をつけても不眠が継続する場合がある。
- 不眠の原因に関しても生物-心理-社会的視点でアセスメントを行い、ストレス-脆弱性や人間関係の課題など包括的なケアを利用者本人とともに検討する。

睡眠衛生:内服治療の前にできること(健康日本21ガイドラインより)

- 個人差をふまえつつ、日常的に質・量ともに十分な睡眠を確保し、心身の健康を保持することが大切。

高齢者	・長い床上時間が健康リスクとなる。**床上時間8時間以内をめやすに**、必要な睡眠時間を確保する ・生活習慣(食生活や運動など)や寝室の睡眠環境などを見直し、睡眠休養感を高める ・長い昼寝は夜間の良眠を妨げる。長時間の昼寝は避け、活動的に過ごす
成人	・適正な睡眠時間には個人差があるが、6時間以上をめやすに必要な睡眠時間を確保する ・生活習慣(食生活や運動など)、寝室の睡眠環境などを見直し、睡眠休養感を高める ・睡眠の不調・睡眠休養感の低下がある場合は、生活習慣などの改善を図ることが重要だが、**病気が潜んでいる可能性にも留意する**
小児	・小学生は9~12時間、中学生・高校生は8~10時間を参考に睡眠時間を確保する ・朝は太陽の光を浴び、朝食をしっかり摂り、日中は運動をして、夜ふかしの習慣化は避ける

修正型電気けいれん療法(m-ECT)

 麻酔科医の身体管理のもと、麻酔薬と筋弛緩薬を用いて施術する。

実施の方法

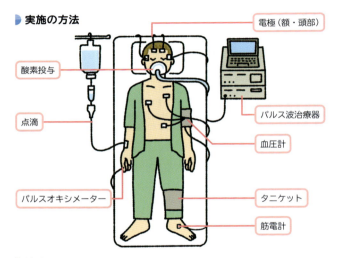

適応

- 過去の電気治療では、施術中の心停止を含む循環器系トラブル、呼吸停止、骨折、また施術後には頭痛、筋肉痛、嘔吐などのほか、記憶障害(施術前後の記憶の消失)などの問題があった。これらの問題の軽減と安全の確保のために、現在では麻酔科医の身体管理のもと、麻酔薬と筋弛緩薬を用いて施術するm-ECTが現在の標準である
- 「うつ」の症状において、もっとも緊急性の高い**自殺や著しい自傷行為などの危険性を回避する際に適応**になる
- 過去の治療歴にECTが奏効しているケースでは、生命の危機が迫っていなくとも、強い不安で不穏が強い状態にあれば適応するという考え方もある

看護ケア

前日準備
①事前に血液検査データ、心電図、胸部X線、頭部CTなどの検査や、全身状態の診察が行われる。実施前に、これらの検査データがそろっていることを確認する
②嘔吐による窒息や誤嚥性肺炎を予防するため、実施前6〜8時間以上は禁飲食とする
③禁飲食に伴い、原則として内服も休止する。抗けいれん作用のある薬剤(抗てんかん薬やベンゾジアゼピン系薬)はm-ECTの効果を減弱させるため、通常は数日前から減量もしくは中止する

当日準備
①胸腹部・下腿が観察できる衣類に更衣してもらう
②メガネ、コンタクトレンズ、義歯、アクセサリーなどは外してもらう
③トイレ誘導、バイタルサイン確認を行う
④点滴ルートの確保を行い、ストレッチャーやベッドで手術室へ移動する

施行
①本人確認を行う(リストバンド、口頭で名乗ってもらうなど)
②手術室看護師へ施行前の状態を申し送る

帰室後
①バイタルサインの確認、全身状態の観察を行う
②必要時、医師の指示に基づき、輸液管理、酸素投与、ベッドサイドモニター装着を行う
③意識レベルの回復状況を確認し、完全に覚醒したら、安静度、酸素投与や点滴の中止、食事摂取や内服など、医師の指示を確認する
④飲食の前には、少量の水を飲んで悪心の有無や嚥下状態の観察を行う
⑤歩行時にふらつき・めまいが生じる可能性を説明し、必要時は付き添う

m-ECT (modified-electroconvulsive therapy):修正型電気けいれん療法

精神（心理）療法

集団療法

グループでの話し合いを通じて症状や問題解決や現実適応への能力の向上、改善を図る治療法。

人々が同じ場所と時間、そして目的を共有する状況から**集団力動（グループダイナミクス）**と呼ばれる独自の力が生み出され、治療的な機能を果たす。

ヤーロムの11の治療的要因[1]

①希望をもたらすこと　②普遍性　③情報の伝達
④他愛主義　⑤初期家族関係の修正的な繰り返し
⑥社会適応技能（ソーシャルスキル）の発達
⑦模倣行動　⑧対人学習　⑨グループの凝集性
⑩カタルシス　⑪実存的因子

集団療法において、メンバー（利用者）に成長をもたらす**11の治療的要因**

集団療法の主な種類

- SST（社会生活技能訓練） ← 主に集団（グループ）で実施するが、個別でも実施可能
- レクリエーション　・心理教育プログラム
- 作業療法やデイケアで行われるプログラム
- 自助グループ（家族会、断酒会など）　など

POINT

- 集団療法を実践する際には、**安全感**が第一である。メンバーを無理やり参加・発言させるのではなく、まずは利用者本人の自発性を待つ。
- 決まった時間、決まった場所で行い、メンバーが「そのとき、その場で感じているもの」を表現できるように**「今、ここで」に焦点を当てる**ことが重要である。
- スタッフは、集団のなかで、現に話している人だけでなく、集団全体に注意を向け、話が集団全体に広がるように働きかけてみるようにし、集団全体が調和していくように導いていくことが重要である。

SST（social skills training）：社会生活技能訓練

集団（グループ）の構成

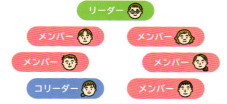

【集団療法の運営スタッフ】主に、リーダー、コリーダー、オブザーバー（書記）

【グループサイズ】小集団（5〜9名ほど）の場合も、大集団（20〜30名）の場合もある

mina's story　退院後をイメージしてかかわる

　外来での看護相談・デイケアでプログラムを行っていると、退院後の利用者や家族と接する機会があります。勤務先付近で偶然に利用者と出会うこともあります。私から声をかけることはありませんが、利用者に名前を呼ばれれば応じますし、よく知っている利用者に会うと、古くからの友人に再会したような親しみを感じます。

　また、勉強会や自助グループなどに参加すると、精神的な困難を抱えつつ地域で暮らしている人と出会います。当たり前のことですが、病院の外で会う（元）利用者は、それぞれにその人らしく日々を過ごしています。

　一方で、病院では入院生活が"日常"になっている利用者と多く出会います。本来、入院は"非日常"であるべきです。入院は治療のために一時的に必要なこともありますが、生活のために必要なものではありません。

　病棟勤務のなかで、退院後の利用者に会う機会は少なく、普段から退院後のイメージをもってかかわることは難しいかもしれません。しかし、それぞれの利用者を"病棟にいるひとりの患者"としてではなく"地域で暮らす〇〇さん"として、その方がどのように暮らしていきたいのか、本人の希望を尊重し、思いを汲み取りながらかかわることを心がけてほしいと思っています。

治療
集団療法

文献
1) Yalom ID 著, 川室優訳：グループサイコセラピー. 金剛出版, 東京, 1991：23-42.

精神(心理)療法

SST(社会生活技能訓練)

 学習理論や行動療法の技法を用いて、具体的な日常生活上の問題場面を課題とし、それらを解決しながら、よりよい日常生活を送るために行われる。**社会生活技能(ソーシャルスキル)**いわゆる対人コミュニケーション能力の向上を目的とし、**ロールプレイ**や**観察学習**などが用いられる。

▶ SSTの種類

- 基本訓練モデル
- 問題解決技能訓練　など

 社会生活技能は、①状況の把握(**受信**)、②状況に応じた判断(**処理**)、判断に応じた行動(**送信**)で構成される。
問題解決技法は「処理」、基本訓練モデルは「送信」にアプローチする。

　POINT

- SSTを実施する際には、バンドゥーラの「社会的学習理論」の5つの原理を用いる。
- そのなかの1つに「強化」がある。その行動をする可能性を高めるため、行動に対して好ましい結果(強化・報酬)を与えることであるが、SSTでは「正のフィードバック」にあたる。
- よかった点・できているところを見つけ、具体的にほめることが重要となる。

SST基本訓練モデルの流れ

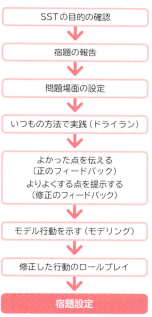

- 精神障害を抱える人は対人関係が不得意で、対人ストレスを感じることが多い。
- SSTによって対人コミュニケーション能力を高めることは、対人関係や環境からのストレスを和らげ、疾患の増悪・再発のリスクを軽減し、利用者の社会適応やQOL（生活の質、生命の質）向上につながる。

精神(心理)療法

認知行動療法（CBT）

 ベックにより、**うつ病**（»p.54）に対する精神療法として開発された方法。近年では、うつ病だけでなく、**不安障害**（»p.60）や**強迫性障害**（»p.62）など多岐にわたる疾患に、治療効果と再発予防効果があるとされている。

▶CBTの基本モデル

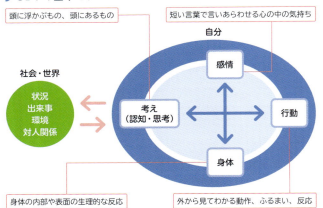

- 頭に浮かぶもの、頭にあるもの
- 短い言葉で言いあらわせる心の中の気持ち
- 自分
- 感情
- 社会・世界
- 状況／出来事／環境／対人関係
- 考え（認知・思考）
- 行動
- 身体
- 身体の内部や表面の生理的な反応
- 外から見てわかる動作、ふるまい、反応

デキナース　CBTではストレスを感じた具体的な出来事を取り上げ、その出来事が起きたときに「認知」「感情」「身体」「行動」という4つの側面に注目する。

CBTの目標

- ストレス場面において、4つの側面（感情・行動・身体・考え）は互いに影響を及ぼし合い、不調に至る悪循環を生み出すことが多い
  <例>①「仕事でミスをした」という出来事に対し、「自分はダメな人間だ」と考える（**認知**）
  ②その結果、「抑うつ」「不安」といった**感情**が強くなる
  ③その影響により、「他の仕事が手につかない」といった**行動**や、「腹痛が出る」といった**身体**の反応が出る
- CBTでは、上記の流れを整理して、自分のストレス反応のパターンに気づき、さらなる悪循環に陥らないように調整していくことをめざす

CBTの主なアプローチ

認知再構成法	生活リズムを整えたり、喜びや達成感がある活動を増やしたりして、物事への回避や先延ばしを減らす「行動」へのアプローチ
行動活性化	出来事に対する考えを見直したり、考えの幅を広げたりすることで感情を楽にするという「認知」へのアプローチ

POINT

- CBTは、実施者が一方的に行うものであってはならない。
- 利用者の動機づけはもちろんだが、問題解決に向けて利用者と一緒に考え、試していくという**協働的実証主義**を重視している。
- 利用者が抱える問題がなぜ生じてしまっているのか、困りごとからなぜ抜け出せないかなどを十分にアセスメントしてから実施することが重要（**ケースフォーミレーション**）。

CBT（cognitive behavioral therapy）：認知行動療法

リハビリテーション
作業療法的アプローチ

作業療法は「身体または精神に障害がある者に対し、主としてその応用的動作能力または、社会適応能力の回復を図るため、手芸、工芸、その他の作業を行わせること」[1]と定義されている。

▶ 作業療法の範囲

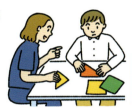

ADL訓練
移動、食事、排泄、入浴など

退院後の住環境への適応訓練

福祉用具の使用などに関する訓練

IADL訓練
家事、外出など

職業関連行動の訓練
作業耐久性の向上、作業手順の習得、就労環境への適応など

発達障害や高次脳機能障害などに対するリハビリテーション

― POINT ―

- 作業療法の過程では、**基礎的能力、応用的能力、社会適応能力**という視点から対象者の生活を捉え、個人の特性に応じた治療、指導および援助を重視している。
- よりよい看護ケアを提供するためにも、作業療法士との連携は重要である。日常生活面や治療面、リハビリ実施状況など、それぞれが持っている情報や治療目的を共有することが必要になる。

ADL(activities of daily living):日常生活動作
IADL(instrumental activities of daily living):手段的日常生活動作

作業療法で用いられる作業活動(例)

対象	作業療法の種類	具体例
基礎的能力	感覚・運動活動	● 物理的感覚運動刺激　● 体操 ● 軽スポーツ　● ダンス ● トランポリン　など
応用的能力	生活活動	● 食事　● 更衣　● 排泄 ● 入浴　● 金銭管理 ● コミュニケーション練習　など
社会的適応能力	余暇・創作活動	● 絵画　● 音楽　● 演劇　● 書道 ● 革細工　● 編み物　● ゲーム ● 川柳や俳句　など
	仕事・学習活動	● 書字　● 計算　● パソコン ● 対人技能訓練　● 外出活動　など
環境資源	用具の提供 環境調整 相談・指導・調整	● 自助具, 義手, 福祉用具の考案, 　作成適応 ● 自宅環境調整など
作業に関する個人特性	把握・利用・再設計	● 生活状況の確認 ● 作業の聞き取り ● 興味・関心の確認など

文献
1) 日本作業療法士協会:作業療法ガイドライン. 日本作業療法士協会, 東京, 2018:4,13.

リハビリテーション

デイケア（精神科デイケア）

精神科病院、クリニックや精神保健福祉センターなどに付設されており、主に外来で治療を継続する精神障害をもつ利用者を対象に、薬物療法の効果をみながら、**生活リズムの改善、再発防止、対人技能の改善、就労、就学の準備**などを目的とした治療プログラムを行い、**社会復帰**をめざす場である。

治療プログラムの内容

- レクリエーション療法
- 作業療法
- 生活技能訓練
- 集団療法
- 個人精神療法　など

外来薬物療法と組み合わせて行う

時間による名称区分

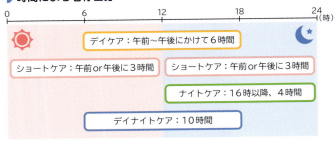

- プログラムは通常週4～6日で実施
- 図に示したのは、標準的な実施時間

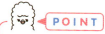

> **POINT**
> - デイケアには多職種が勤務しており、プログラムを運営する主なスタッフは、看護師、作業療法士、公認心理師、精神保健福祉士である。
> - スタッフは、集団のなかでメンバーが成長し、メンバー間の相互作用が高まるように働きかける。そして、さまざまな人との付き合いや経験の積み重ねがプラスに作用するように支援することが重要となる。

mina's story 「見えない看護」を考える

「いなくなりたい」「死にたい」と繰り返す若い利用者Bさんを受け持ったときのことです。その苦しみを思うと、安易に言葉をかけられず、私は側にいることしかできませんでした。

Bさんが望むときに隣に座り、静かな時間が過ぎていきました。私から話すことはほとんどなく、そのかかわりが、Bさんにとっていいのか悪いのかもわかりませんでした。

しかし、Bさんが退院間際、私とやりとりしていた交換ノートに「つらいこと、消えたいこと、静かに否定せず聞いてもらえてうれしかった」と書いてくれたのを読んで、あのかかわりが間違いではなかったのだと気づくことができました。

看護とは何か。よい看護とは何か。とても難しい問いです。精神科看護師として何年働いても、自分自身が行っていることが看護なのか、ましてや"よい看護なのか"はわかりにくいものです。「側に座っていることが看護なの?」と問われても、私はいまだ明確な答えを持ち得ません。

しかし、Bさんとのかかわりから、看護は"何をするか"と同時に"何をしないか"を考え、意識することがとても大切だと学びました。こちらの一方的な思いで、利用者の心のなかに踏み込まないこと、おびやかさないようにすること。ただ同じ場所にいて、時間が流れることも、ときには必要なのだと思います。

地域支援サービス

全体像の理解

地域包括ケア

 もともと高齢者分野から始まったもの。
団塊の世代が75歳以上となる2025年をめどに、重度な要介護状態となっても住み慣れた地域で自分らしい暮らしを人生の最後まで続けられるよう、【住居】【医療】【介護】【予防】【生活】支援が**一体的に提供**されるシステムの構築を実現していく取り組みである。

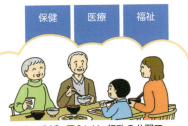

人の生活・暮らしは、行政の分野で
縦割りにできるものではない

 POINT

- 日本の行政は一般的に保健・医療・福祉など、利用者の支援にかかわる体制が分野ごとの縦割りに対応・提供されることが多い。
- 一方で「人の暮らし」は、分野や支援する職種で分断されておらず、利用者の生活様式や病状の変化により、必要とされる支援はそのときどきで変化する。このため、複数の分野や職種が連携し、支援を**一体的に提供する**＝「包括」という考えに基づき、その人の暮らしに合ったかかわりを考え、組み立てることが求められる。

▶精神障害者にも対応した地域包括ケア（通称「にも包括」）

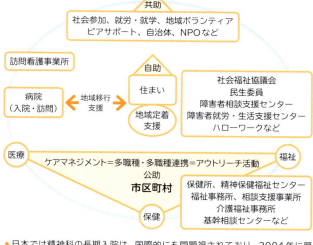

- 日本では精神科の長期入院は、国際的にも問題視されており、2004年に厚生労働省から精神科改革ビジョンとして「入院中心」から「地域生活中心」への理念が打ち出された。
- 2017年には**精神障害の有無や程度にかかわらず、誰もが安心して自分らしく暮らせる**よう、医療、障害福祉・介護、住まい、社会参加（就労など）、地域の助け合い、普及啓発（教育など）が包括的に確保されたシステム「精神障害者にも対応した地域包括ケア（以下、にも包括）」の構築をめざすことが示された。
- これらの施策に基づき、長期入院者の地域移行と退院後の生活の安定のための地域定着支援が進められ、平均在院日数は短縮し、入院患者も減少している。一方で、現在も1日平均在院患者数は20万人にのぼり、人口1,000人あたりの精神科病床数は海外と比べると多い。

全体像の理解
包括的支援マネジメント（ICM）

「にも包括」の構築を進めるには、包括的支援マネジメント（ICM）の手法が重要となる。ICMには3つの機能があり、**多職種**によるアセスメントとプランニング、支援を包括した集中的なケースマネジメントを意味する。

ICMによる連携構築のイメージ

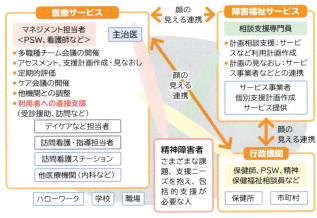

藤井千代（研究代表者）：包括的支援マネジメント実践ガイド（精神障害者の地域生活支援を推進する政策研究）．https://mhlw-grants.niph.go.jp/system/files/2018/182091/201817040B_upload/201817040B0005.pdf（2025.3.3アクセス）．より引用

- 支援には**マネジメント担当者自身による直接サービスの提供**も含まれ、利用者にかかわりながら、当事者の暮らしに適した支援体制を構築する点が特長。
- 利用者に必要な支援はそのときどきで変化するため、直接支援の役割分担や、支援のマネジメントを行うのは誰かを明確にしながら、利用者とかかわることが重要である。

PSW (psychiatric social worker)：精神保健福祉士

ICM導入基準

A	①6か月間継続して社会的役割（就労・就学・通所、家事労働を中心的に担う）を遂行することに重大な問題がある
B	②自分1人で地域生活に必要な課題（栄養・衛生・金銭・安全・人間関係・書類などの管理・移動など）を遂行することに重大な問題がある（家族が過剰に負担している場合を含む）
C	③家族以外への暴力行為、器物破損、迷惑行為、近隣とのトラブルなどがある
	④行方不明、住居を失う、立ち退きを迫られる、ホームレスになったことがある
	⑤自傷や自殺を企てたことがある
	⑥家族への暴力、暴言、拒絶がある
	⑦警察・保健所介入歴がある
D	⑧定期的な服薬ができていなかったことが 2か月以上あった（初発の場合は「無」）
	⑨外来受診をしないことが 2か月以上あった（初発の場合は「無」）
	⑩自分の病気についての知識や理解に乏しい、治療の必要性を理解していない
	⑪直近の入院は措置入院である
E	⑫日常必需品の購入、光熱費・医療費などの支払いに関して、経済的な問題がある
	⑬家賃の支払いに経済的な問題を抱えている
F	⑭支援をする家族がいない（家族が拒否的・非協力的、天涯孤独）
	⑮同居家族が支援を要する困難な問題を抱えている（介護・貧困・教育・障害など）

藤井千代（研究代表者）：包括的支援マネジメント実践ガイド（精神障害者の地域生活支援を推進する政策研究）．https://mhlw-grants.niph.go.jp/system/files/2018/182091/201817040B_upload/201817040B0005.pdf（2025.3.3アクセス）．より一部改変のうえ転載

判定基準

- 3項目以上が該当する場合には、ICMを導入することが望ましい
- ただし、C領域については、1項目でも該当すればICMの必要性が高くなる

ICM導入時の注意点

- ICM導入にあたっては、導入基準の該当状況を参照しつつ、利用者や家族の希望をふまえて、主治医が必要性を判断する。
- 導入基準（>> p.147）をもとに、多職種チームで支援の過不足について検討する。これは利用者にとって適応するサービスは何か、不要な支援を投入することで利用者の経済的な負担が大きくなったり、むだな医療費がかかったりしていないかを点検する意味がある。

POINT

- 精神科への長期入院や入退院を繰り返す背景はさまざまで、地域移行・定着支援双方でICMの手法による多職種チーム支援が重要といえる。
- 地域支援においても一貫して主役は利用者本人であり、リカバリー・ストレングスの視点が必要になる。
- 次頁からは、生活上の支援を包括的にアセスメントする「支援ニーズアセスメント」と「代表的な地域支援」を紹介する。

ICMの3つの機能
- さまざまな社会資源の間に立つ
- 包括的かつ継続的にサービス提供する
- 複数のサービスを適切に結びつけて調整を図る

ICM（intensive case management）：包括的支援マネジメント

地域支援における看護師の役割

支援ニーズアセスメント

 ここでいう「支援」は、公的な支援、家族や友人などからの私的な支援の両方を含む。
スタッフ評価は必須で、利用者による本人評価も実施することが望ましい。利用者とスタッフの評価に相違があっても差し支えない。

▶ アセスメント項目Ａ：環境要因

A1 住居	● 退院後の居住先について、どのくらい適切か評価する ● **原則**：「自宅：０」「グループホームなど：１」「帰住先がない・あるが適切でない場合：２」と評価 ● **注意**：帰住先として自宅やグループホームの住環境など（部屋の広さ、利便性、家族関係や近隣住民との関係など）が適切でない場合は「２」 （例：車椅子が必要となったが、自宅がバリアフリーでない場合は「２」）
A2 経済的援助	● 経済的困窮がある場合に、生活保護、障害年金などの経済的援助を受けられているかを評価する（家族や親族からの援助の有無を含む）
A3 親しい関係者	● 配偶者、パートナー、家族などとの関係性について評価する
A4 子どもの世話	● 育児に関する困難の程度（障害の有無を含む）を評価する ● **原則**：子どもがいなければ「０」、子どもが18歳以上であれば「０」と評価
A5 介護	● 高齢者、障害者などの介護に関する困難度を評価する ● **原則**：家庭内に、利用者が介護に参加する要介護者がいなければ「０」 ● **注意**：家庭内に要介護者がいても、利用者が介護に参加していなければ「０」

p149～152のアセスメント項目は、藤井千代（研究代表者）：包括的支援マネジメント実践ガイド（精神障害者の地域生活支援を推進する政策研究）．https://mhlw-grants.niph.go.jp/system/files/2018/182091/201817040B_upload/201817040B0005.pdf（2025.3.3アクセス）．より一部改変のうえ転載

▶ アセスメント項目B：生活機能（活動）

B1 食事	・自炊能力、外食、スーパーやコンビニなどを利用し、適切に食事摂取する能力を評価する ・**注意**：自炊ができなくても、自分で適切に外食・惣菜購入などができていれば「0」。食事を用意することはできるが、栄養が偏る場合や、食事時間が不規則となる場合は「2」
B2 生活環境の管理	・適切な生活環境を維持する能力（整理整頓、掃除など）を評価する
B3 セルフケア	・身体面および衣類の清潔の両者を含む ・**注意**：服装や化粧などの適切さ（その場の状況に適しているか）は評価しない
B4 電話	・身近にすぐ利用できる電話があるか、適切に電話連絡ができる能力を評価する ・**注意**：電話以外の連絡手段（メールなど）で連絡しており、連絡をとることに支障がなければ「0」とし、特記事項に連絡手段を記載する
B5 移動	・必要な移動の可否を評価する（時刻表の確認や切符の購入などの能力を含む） ・**注意**：公共交通機関が利用できなくても、車・自転車などの代替手段があり、生活に支障がなければ「0」
B6 金銭管理	・予算を立てたり、金銭管理を行ったりする能力を評価する ・**注意**：収入が少なく、経済的に困窮している場合は「A2」で評価
B7 基礎教育	・日常生活に必要な基礎学力（簡単な読み書き、釣銭を数えるなど）を評価する

▶ アセスメント項目C：社会参加

C1 日中の活動	・デイケア、就労、就学、家事、友人との外出など、さまざまな活動を含む ・**原則**：利用者は就労を希望しているが、デイケアでのレクリエーションのみで、就労支援が提供されていなければ「本人評価：2」。デイケア参加が利用者に適しており、ニーズが満たされているとスタッフが考えれば「スタッフ評価「1」
C2 交流	・社会的接触、他者との交友関係の形成を評価する ・自助グループでの交流やピアサポーターの活用も含む

▶ アセスメント項目D：心身の状態

D1 精神症状	● 薬物療法、個人や集団の精神療法、作業療法などの効果をふまえた精神症状の有無・程度を評価する ● 注意：症状に対して適切な医療が提供されていない場合、利用者が治療を拒否している場合は「E2」で評価（医療機関へのアクセス手段がない場合などはこの項目で評価）
D2 身体的健康	● 身体的健康全般に対し、必要な診療、治療、対応が行われているか評価する ● 原則：治療を受けているが病状コントロール不良な場合は「2」 ● 注意：薬物療法の副作用については、この項目で評価
D3 心理的苦痛	● 利用者が経験する心理社会的ストレスや適応上の困難、精神症状に伴う心理的苦痛、抑うつ、不安などを評価する ● 注意：症状に対して適切な医療などが提供されていない場合、利用者が治療や支援を拒否している場合は「E2」で評価（医療機関へのアクセス手段がない、カウンセリングが必要だが医療機関に臨床心理技術者がいないなどの場合はこの項目で評価）
D4 性的な問題	● 性衝動の問題、性生活の満足度、性機能障害（薬の副作用は「D2」で評価）、性同一性障害などを評価する

▶ アセスメント項目E：支援継続に関する課題

E1 処遇・ 治療情報	● 疾患、入院形態、治療計画などにつき、情報提供がされているか、利用者がそれらの情報を理解しているかの両方を評価する ● 情報提供の際は利用者に理解を促すための配慮が必要（平易な言葉で繰り返す、図を用いるなど） ● 注意：心理教育が行われているが、利用者が病識を獲得していない場合は「2」
E2 治療・支援 への 動機づけ/ 疾病の 自己管理	● 現在受けている、または退院後に受ける予定の医学的治療や障害福祉サービス、介護サービスなどについての理解と、利用者の同意および動機づけ、アドヒアランスを評価する ● 原則：治療・支援の必要性を理解し、良好なアドヒアランスが期待できる場合は「0」、治療・支援の必要性を十分理解していないが拒否していない場合は「1」、治療・支援を拒否している場合は「2」 ● 注意：治療・支援が必要でない場合は「0」、治療の必要性を理解しているが服薬の自己管理が困難な場合は「2」

アセスメント項目F:行動に関する課題

F1 アルコール	• アルコールに関する問題全般について、退院後を想定して評価する **注意**:入院中のアルコール不使用だけで「効果的な支援を受けている」とはいえない
F2 薬物	• 処方薬依存や乱用を含む薬物関連の問題全般について、退院後を想定して評価する **注意**:入院中の薬物不使用だけで「効果的な支援を受けている」とはいえない
F3 自分に対する安全	• 自殺や自傷行為の危険性、セルフネグレクト、搾取や虐待から自分を守れないことなど
F4 他者に対する安全	• 故意の暴力、威嚇のみではなく、煙草の不始末のような、意図しない(不注意による)危険も含む
F5 その他の 行動上の問題	• 衝動性、強迫行為、認知症のBPSD(行動心理症状)や、アルコール・薬物以外の嗜癖(賭博、買い物、収集癖、過食嘔吐など)の問題を評価する

評価
- 「0=支援の必要なし」「1=この領域に問題があるが、効果的な支援を受けている」「2=この領域に問題があり、効果的な支援を受けていない」の3段階
- 情報不足で評価できない項目、利用者が答えたくない、または、答えられない項目、評価を実施していない項目は「9=不明」とする
- なお、利用者やスタッフが「支援の必要性あり」と考える、上記A~Fにない領域については「O(その他)」に記載し評価する

BPSD (behavioral and psychological symptoms of dementia:行動心理症状)

代表的な地域支援

訪問看護・退院前訪問

 訪問看護は、利用者が治療を継続しながら家庭や地域で安心して生活を送れるよう、主治医の指示のもと、計画書に基づき、看護師(保健師・准看護師を含む)・精神保健福祉士・作業療法士が定期的に自宅を訪問して日常生活の支援を行うもの。退院後の地域生活への適応を円滑に行うため、退院後に生活する予定の住居を訪問し、外出・外泊中の利用者や家族と地域生活の準備を進める**退院前訪問**もある。

▶ 精神科の訪問看護で行われるケア (例)

- 病状の観察や服薬支援などの医療上の援助
- 金銭管理や食事・買い物・掃除・洗濯などの日常生活上の指導と援助
- 進学・就職などの将来に関する相談
- 家族関係の調整、家族の悩みや不安への対処
- 近隣とのトラブル時の対応
- 社会資源の活用支援 など

― POINT ―

- 訪問支援は居宅に入ることができなければ支援を行うことができない。
- 利用者の人権を無視する対応になっていないか、利用者にとって味方になる人物像は何かを考え続けてかかわる必要がある。

デキナース

精神疾患や生育歴などが理由で、近隣苦情(例:ゴミ屋敷、騒音、対人トラブル)になりやすい。
しかし、理解しがたい行動や生活様式であっても、それには利用者なりの事情があるかもしれない。「こうするのが常識」と説得する前に、利用者なりの生活が成り立った経緯を知り、**性急に変えようとしない**。
どのような生活をしたいかの期待を探りながら、どうすれば社会と折り合いがつけていけるかを一緒に考えていく姿勢が求められる。

代表的な地域支援

療養生活継続支援

 重点的な支援を要する利用者に対し、主治医の指示のもと、保健師、看護師または精神保健福祉士が、地域生活を継続するための面接や関係機関との連絡調整を行うこと。

▶ 療養生活継続支援における必須事項

- 担当の看護師または精神保健福祉士による面接（1か月に1回）
- 施設内の多職種カンファレンス（3か月に1回）
- 精神保健福祉士（専任）の配置

- POINT -

- 療養生活継続支援はICMを推進するものである。「重点的な支援を要する利用者」とは、ICMの導入基準（» p.147）を参考として判断される。
- 看護師は障害福祉サービスに関する知識や関係機関との連携などが未熟な場合があるため、施設内の多職種連携や多機関連携に熟達した精神保健福祉士と協働する。

▶ 看護師が行う代表的な支援内容

利用者個々の特性に合わせた状況の把握とアセスメント	● 内服状況　● 生活状況　● 就労状況 ● 家族関係　● 症状　など
症状マネジメントへのアプローチ	● 内服薬のセッティング ● クライシスプラン（» p.179）の確認・検討 ● 症状への対処法の相談　など
精神療法的アプローチ	● 利用者が困難に感じる場面を取り上げ、認知行動療法的アプローチを行う　など
関係する連携先との調整	● 電話によるサポート ● 利用者の特性を連携先スタッフと共有する　など
関連する連携先との橋渡し	● グループホームや就労施設見学への同伴 ● 施設利用に向け、具体的な支援体制や日常生活に関する話し合いの設定　など

代表的な地域支援

アウトリーチ

 援助者側が医療機関あるいは施設で利用者を待つのではなく、自らが必要とされる場所に出向くこと。訪問看護は制度上、家庭訪問が原則となるが、アウトリーチ支援では援助者は必要に応じて地域のあらゆる場所を訪れ、利用者のニーズに合わせて活動できる。

POINT

- アウトリーチ支援は多職種・多機関との連携が基本であり、医療的支援、日常生活支援、社会福祉制度の活用、家族支援などを通して、利用者への地域包括ケアの構築を行っていく（≫ p.144）。
- アウトリーチチームは、保健所、社会福祉協議会、病院などさまざまな機関で行っており、**包括型地域生活支援プログラム（ACT）**も含まれる。

包括型地域生活支援プログラム（ACT）

- ACTは、重い精神障害をもつ利用者が、住み慣れた場所で安心して暮らしていけるように、さまざまな職種の専門家から構成されるチームが支援を提供するプログラムである
- 利用者自身が積極的に自己のやりたいことを探す、利用者の希望に基づいたプランを利用者と支援者が一緒に作り、そのプランに沿った24時間365日体制のサービスを提供する

 ココ知り

ACTで提供しているサービス（例）

- 住居に関する支援
- 日常生活に関する支援
- 就労支援
- 経済的サービスに関する支援
- 家族支援
- 精神科治療の継続のための支援
- 病気を自己管理するための支援
- カウンセリング
- 身体健康に関する支援
- 危機的状況の介入や一時的な入院の間の支援
- 社会ネットワークとのかかわりの回復と維持のための支援

ACT（assertive community treatment）：包括型地域生活支援プログラム

安全管理

感染管理

 病院にかかわるすべての人々を感染から守る組織的活動。感染防止対策実践は、私たち医療者の責務である。

▶ 予防

すべての基本

標準予防策
- すべての利用者の血液・汗を除く体液・分泌物・排泄物・健常でない皮膚・粘膜（これらをまとめて湿生生体物質という）は感染性があるものとして対応すること
- すべての医療現場、すべての利用者ケアで実施
- 目的：病原体の感染・伝播リスクを減少させること

＋

感染経路別予防策
- 標準予防策以上の予防策が必要となる病原体に感染している（感染の疑いがある）利用者が対象
- 主に、①空気感染予防策、②飛沫感染予防策、③接触感染予防策があり、これらは標準予防策に加えて実施する

POINT

- これから実施する医療行為や行う事柄から、どのような湿生生体物質への曝露が起こり得るかを考える。
- さらに、そのために実施するべき感染防止対策は何かを考え、行動に移す必要がある。

デキナース
言葉にするだけで終わりにせず、行動すること。大事なのは「現場で実践・活用できるかどうか」であり、実践されなければ、感染防止対策にはならない。
また、「気をつけている＝実践できている」ではない。基本をふまえ、状況に応じて考え、適切な選択をすること。

看護師がやるべきこと

手指衛生

- 感染対策は「手洗いに始まり、手洗いに終わる」といわれるほど、手指衛生は大きな役割を果たす
- WHOのガイドラインで提唱されている5つのタイミングでの実施が求められる
- 手に明らかな汚染がある場合やアルコール抵抗性のある微生物が想定される場合には石鹸と流水、それ以外はアルコール製剤の使用が推奨される

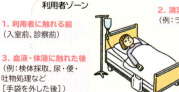

利用者ゾーン

1. 利用者に触れる前
（入室前、診察前）

2. 清潔・無菌操作の前
（例：ライン挿入、創傷処置など［手袋着用前］）

3. 血液・体液に触れた後
（例：検体採取、尿・便・吐物処理など
［手袋を外した後］）

4. 利用者に触れた後
（入室後、診察後）

5. 利用者周辺の環境に触れた後
（例：ベッド柵、リネン、モニター類）

日本環境感染学会教育ツールVer.3.2より引用

医療領域

個人防護具

- リスクアセスメントを行い、適切な個人防護具を選択する

・採血時 ・注射時 ・点滴挿入・抜針時 ・胃管操作時 ・創処置の間接的介助時 　　　　　　　　　など	・陰部洗浄・おむつ交換時 ・洗浄を伴う創処置時 ・尿道留置カテーテル抜去 ・使用済みリネン取り扱い時 ・環境整備　　　　など	・吸引時 ・口腔ケア（吸引を伴う） ・尿・便廃棄時 ・汚染器具の洗浄 ・感染性が疑われる排泄物・吐物の処理時 　　　　　　　　　など
▼	▼	▼
手に触れる可能性	衣服へ飛散する	目・鼻・口に飛散
▼	▼	▼
手袋	手袋 ＋ エプロンまたはガウン	手袋 ＋ エプロンまたはガウン ＋ サージカルマスクとアイシールドorフェイスシールド

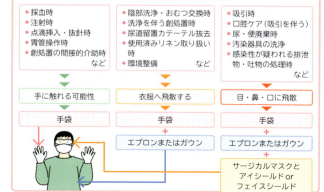

感染管理　安全管理

感染管理における精神科領域の特殊性

- 利用者から正確な情報を得るのが難しいことが多く、医療者の「気づき」が重要となる
- 感染対策の実践上の障壁が多い
- 対策のポイントは、以下の4点となる
  ①基本的なことはどこであっても同じであることを意識する
  ②現場で実践可能なことを選択する
  ③ハード面での限界はアイデア勝負
  ④できないことを悩むより、やれることを地道にコツコツと
- 精神科領域だからこそ、職員の力が大事な要素となる
- 1人ひとりが確実に実践し、組織全体で感染対策に取り組むことが大事である

デキナース

精神科領域でよく話題となるのが「**鍵を洗うか、洗わないか**」。
この問題には、感情的・気分的な問題が含まれる。
しかし、問題となるのは「鍵」だけなのだろうか？
鍵を洗うことを否定するわけではない。
しかし、「鍵そのもの」より「鍵に触れた手」を洗うことが大事だと、筆者は考えている。

Column 対話的実践・オープンダイアローグ

　対話的実践は、ダイアローグの原則をさまざまな社会的・専門的活動に応用したもので、精神医療の現場で行われるオープンダイアローグ（OD）はその一例です。ODは、フィンランド西ラップランド地方ではじまった対話的実践で、サービス提供システム、対話的実践、対話の専門性の3つの側面で成り立っています。ODの方法を、そのまますぐに実践するのは難しい場合もありますが、7つの原則とリフレクティング・トークは、利用者や家族の話を聞くときに活用できます。

7つの原則：ODの骨格をなすもの

原語	一般的な訳	意味
immediate help	即時対応	必要に応じてただちに対応する
a social network perspective	社会的ネットワークの視点を持つ	クライアント、家族、つながりのある人々をみな、治療ミーティングに招く
flexibility and mobility	柔軟性と機動性	そのときどきのニーズに合わせて、どこでも、何にでも、柔軟に対応する
team's responsibility	責任を持つこと	治療チームは必要な支援全体に責任を持ってかかわる
psychological continuity	心理的連続性	クライアントをよく知っている同じ治療チームが、最初からずっと続けて対応する
tolerance of uncertainty	不確実性に耐える	答えのない不確かな状況に耐える
dialogism	対話主義	対話を続けることを目的とし、多様な声に耳を傾け続ける

オープンダイアローグ・ネットワーク・ジャパン：オープンダイアローグ 対話実践のガイドライン. https://jinkaren.net/wp-content/uploads/2020/10/200912-open-dialogue-guideline-web-01.pdf（2025.3.25アクセス）．より引用

リフレクティング・トーク：ODミーティングにおける重要な要素の1つ

　リフレクティング・トークとは、スタッフ同士が、参加者の目の前で「話を聞いている際に心に浮かんだ考え、印象、感情、関連性」について語ったり、今後のアイデアについて相談したりすることです。通常スタッフルーム内で語ることを参加者の前で語るということは、対話的実践の基本要素「本人のことは、本人のいないところでは決めない」の一環といえます。

合併症への対応

 利用者の**高齢化**に伴い、既往歴や内服薬の増加、身体合併症の併発が問題となっている(》p.22)。抗精神病薬や精神症状によって疼痛を感じにくくなる場合があること、加齢によって認知機能の低下・思考障害や知覚障害が生じうることから、**重症化するまで発見されないことも**ある。

▶ 内科系の合併症

- **誤嚥性肺炎**
- 糖尿病
- 高脂血症
- 高血圧
- 虚血性心疾患
- 肝炎
- 脳血管疾患　など

▶ 誤嚥性肺炎についておさえておきたいこと

発生要因		・加齢による咀嚼力の低下、唾液分泌低下 ・食行動の問題(かきこみ、一気食い) ・セルフケアの低下に伴う口腔内の汚染 ・過鎮静による覚醒不足 ・錐体外路症状による運動機能の低下
種類	不顕性誤嚥	・睡眠時、口腔内の雑菌を含む唾液が少量ずつ繰り返し気道へ吸引されて起こる ・身体拘束時、鎮静されて口腔ケアが十分されないことによって生じる ・夜間の睡眠時の呼吸状態も日ごろから観察していく必要がある
	胃内容物の誤嚥	・嘔吐などによって胃の内容物を誤嚥していることがある

誤嚥性肺炎のケアのポイント

早期発見	● 食事量が低下して活気がないときや、いつもと様子が違う（違和感がある）ときは、慎重にフィジカルイグザミネーションを行う ● バイタルサインを測定する際は**呼吸数も確認**し、普段からの呼吸状態の変化の発見に努める
口腔ケア	● 誤嚥時に肺に入る細菌を減少させるために重要。唾液分泌が促進され、自浄作用も強化されていく ● 自立している利用者は、口腔ケアが不十分な場合もあり、日々の観察が重要 ● 口腔ケア、歯科治療につなげる
嚥下リハビリテーション	● 食事を安全に摂取する ● 発声を促す、会話をする ● 離床を促す（長期臥床は、筋力低下・離床困難・歩行困難などを招き、誤嚥リスクを高める）
意識レベル保持	● 抗精神病薬、睡眠薬の減量、過鎮静を避ける
脱水、栄養状態の改善	● 口腔内が乾燥すると、菌の繁殖が進む ● 口渇の観察、水分補給、飲水量の確認、口腔内の保湿を行う

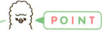

POINT

- 精神科で特に問題となる内科系の合併症は、**誤嚥性肺炎**である。
- 明らかな誤嚥のエピソードがなく、発熱をきっかけに検査を行って、誤嚥性肺炎が発見されることもある。
- 誤嚥性肺炎を発症すると、点滴管理、栄養管理、呼吸管理が必要となるだけでなく、栄養状態悪化・長期臥床の影響によって**褥瘡**が生じる可能性もある。

こんなときどうする
誤嚥性肺炎になる前の嚥下障害

- 嚥下障害の代表は、**食事中のむせ**（咳嗽反射）である。咳嗽反射は、本来、嚥下して食道に行くはずの食物が喉頭や気管に入った際に、異物を排出する防御反応である。
- 摂食・嚥下プロセスを理解し、「どの段階が障害されているか」を意識して対応する。

先行期：食物を認識して口まで運ぶ時期

> 食事介助によるサポートが重要

精神科で問題となること	看護師が実施するケア
● 認知機能の障害があると、食事を認識できない ● 利用者が、食物に興味を示さない ● どのくらい摂取するか判断できず「食物を一気に詰め込む」など	● 食物を小分けにする、食べやすい形状にする ● 利用者が使いやすい道具を準備する ● ゆっくり摂取するように声をかける ● よく噛むように声をかける ● 食事に集中できるようにする

準備期：食物を口腔内に取り込み、咀嚼して唾液と混ぜて食塊を形成する時期

精神科で問題となること	看護師が実施するケア
● 歯の欠損、義歯の不具合などが障害となる ● 抗精神病薬の内服によって唾液の分泌が減少し、舌や頬の運動・十分な唾液分泌がなされなくなることがある	● 歯科を受診し、義歯を着実に装着してもらう ● 適度な粘度があり（バラバラにならない）、口腔や咽頭を滑らかに通過する形態の食物を提供する ● 入院時・転入時に、歯牙の欠損がないか確認する

口腔期〜咽頭期：食塊を口腔内→咽頭→喉頭へと送り込む

精神科で問題となること	看護師が実施するケア
● **最も誤嚥が起こりやすいのが咽頭期** ● 抗精神病薬によって嚥下反射が低下し、嚥下反射が起こる前に食物が咽頭に流れ込む ● 咽頭口の開閉のタイミングがずれると、咽頭に食物が残留するなどの問題が生じる	● 機能回復を目的としたリハビリテーション（顔面マッサージ、アイスマッサージ）が有効 ● 座位の場合、垂直座位でやや前屈姿勢とし、利用者の嚥下能力に合わせて少量ずつゆっくり介助する ● 抗精神病薬服用時は、主治医に内服の見なおしを相談する

食道期：食道を移動する

精神科で問題となること
- アルコールや喫煙の影響で食道括約筋の動きが悪くなり、食物が逆流して咽頭に戻り誤嚥する場合がある
- イレウスなどによって嘔吐が生じ、胃液を含んだ食物を誤嚥し、重篤な肺炎を生じることもある

看護師が実施するケア
- 食後は、しばらく座位で過ごしてもらい、胃からの逆流、嘔吐を予防する

嚥下困難時の随伴症状を見逃さない

自覚症状	● 飲み込みにくい、飲み込めない、つかえる、閉塞感、停滞感
他覚症状	● 集中力低下、覚醒不良、口腔機能の低下（常に口が開いている）、呂律不良、言語が不明瞭、咳嗽や喀痰の増加など

mina's story 「多職種が協働する」ということ

　10歳代のころから何度か入退院を繰り返している20歳代の利用者Cさんを受け持ったときのことです。その病棟では、医師、看護師だけでなく、多職種スタッフが折々にカンファレンスを行っていました。

　ある日、Cさんと多職種スタッフ複数名でリフレクティング・トーク（»p.159）を行いました。Cさんは、治療に対する不安や不満、退院後の生活についての希望を自分の言葉で率直に話し、私たちは彼の思いを知り、共有できました。またCさんと一緒に、就労継続支援作業所や訪問看護のスタッフ、母親（キーパーソン）とも何度か話し合いました。

　退院後、Cさんと会った精神保健福祉士から「Cさんは、入院して話を聞いてもらえたのは初めてだった、話を聞いてもらえてよかった、と言っていた」と報告がありました。私はそのとき、Cさんと看護師との個別のやり取りだけでは"話を聞いてもらえた"とは感じられなかったと思いました。

　医療・福祉に携わる専門職は、それぞれの知識や技術、経験、価値観を持っています。多様な課題を抱える利用者や家族とかかわるときは、多職種と言葉を重ねながら協働することを大切にしたいと思っています。

外科系の合併症：特に問題となるのはイレウス

- イレウス（特に薬物による麻痺性イレウス）が多い
- イレウスによって、腹膜炎や嘔吐による窒息、肺炎など二次的な合併症に及ぶことがある
- イレウス治療のために抗精神病薬を中止すると、精神状態の悪化が生じることが多い

イレウスについておさえておきたいこと

発生要因		・薬物の抗コリン作用 ・下剤の大量投与　・運動不足 ・異食行為など
ケアのポイント	症状の観察	・腹痛　・嘔吐　・腹部膨満 ・排便　・排ガスの停止
	腹部のフィジカルイグザミネーション	・視診：全体的もしくは局所的な膨隆の有無、拍動の有無をみる ・聴診：腹圧をゆるめるため、膝を曲げてもらって聴診を行う ・打診：打診によって利用者が疼痛を感じていないか、表情にも注意する 　鼓音→腸管ガスの貯留 　濁音→腹水や血液などの液体貯留が疑われる ・触診：筋性防御、反動性疼痛、右季肋部、心窩部の圧痛の有無
	行動変化の観察	・食事量・食事時間の変化、自己摘便による手指汚染、ベッド周囲の汚染の有無をみる ・排便状態の把握　・体型変化の有無 ・脱水（イレウスによって脱水になり、尿量減少が生じることがある） ・精神状態・訴えの変化（注意散漫、イライラや不機嫌、幻覚妄想）

> イレウスは、身体合併症のなかでも頻度が高く、繰り返すことが多い
> 利用者本人が訴えない場合、発見が難しいこともある

デキナース

いつもと違う様子がみられたら「精神疾患による訴え」と決めつけず、フィジカルイグザミネーションを活用する。
イレウスの場合、聴診時に金属音が聴取されることがある。
ただし、進行すると、腸蠕動音は減弱する。
腹部症状の訴えがあった場合は、腹部の診察をていねいに行う。

▶ その他の合併症：特に問題となるのは皮膚トラブル（褥瘡）

- 身体拘束などを行う場合、**褥瘡・関節拘縮などの二次障害**を防ぐケアが重要である
- なかでも**褥瘡が問題となることが多い**（発生数は少ないが、発生要因を除去するのが難しく、治りにくい）

▶ 褥瘡についておさえておきたいこと

発生要因	薬剤	・**抗精神病薬**（≫ p.120）：せん妄・過鎮静を引き起こすことがある。転倒によって骨折が生じると、寝たきりになり、褥瘡形成につながる ・**睡眠薬**（≫ p.130）：睡眠時の体動が減少し、局所に耐圧が加わることもある ・「痛覚閾値の上昇」によって痛みの訴えがなく、重篤な褥瘡になるまで治療されないことがある
	昏迷	・意欲や意思の発動がなく、失禁や発汗により湿潤状態を生じ、皮膚トラブルを発生する
	身体拘束	・拘束を外そうとして、利用者がもがき暴れると、皮膚組織に摩擦が起こる ・基本的には「拘束を行わない方法」を検討し、使用せざるを得ない場合は、安全で正しい手技が求められる ・同一部位の圧迫で褥瘡などの皮膚トラブルが生じる
ケアのポイント（予防）		・マットレスの選択、体位変換クッションなどによる除圧 ・好発部位や拘束部位の観察と保護 ・栄養状態の改善→補食、摂取カロリーの検討 ・全身状態の観察 ・好発部位への保護テープや保湿剤の使用、清潔保持 ・身体拘束を行わない方法を選択する ・身体拘束を行う際は、安全で正しい手技で行う 　①四肢の拘束：指を2本ほどの余裕を持たせる 　②保護材・保湿剤を用いて皮膚トラブルが生じないような対応を行う ・同一部位への圧迫を避ける

事故・急変への対応

暴力行為

「医療者への暴力」「利用者間での暴力」の2つに分けられる。どちらの場合でも、背景に何らかの問題があることを忘れずにかかわる。

▶ 院内暴力に関する基本的な考え方

環境要因
生活環境、入院ルール・制限、備品、設備、治療プログラム、他の利用者との関係

暴力発生

個人要因
疾患・障害、認知力、理解力の低下

スタッフ要因
スタッフと利用者との関係、ストレス

▶ 医療者への暴力行為：対応のポイント

発生要因	● 精神症状による敵意や恐怖 ● 治療不満に基づく反応 ● 接遇、説明不足など医療者の対応不備による反応
対策	● 治療の必要性を説明できるよう、スタッフ間で情報共有する ● 期待感を高めないよう、あいまいな応答を避け、容易な約束をしない ● 利用者が不穏状態にある場面でも、冷静かつ切実な態度で接する ● 暴力行為に及ぶ利用者の心理過程の理解に努める ● 高圧的な態度を避け、誠実な対応に心がける ● 暴力行為を抑えるために十分なスタッフの人員体制を整える

利用者間での暴力行為：対応のポイント

発生要因	● 精神症状 ● 利用者どうしの関係性 ● 入院環境のストレス
対策	● 精神症状・普段の人間関係から「敵意を抱いている」などの妄想がないか、チーム内で情報を共有する ● 日ごろから険悪な関係にある利用者は同室を避けるなど配慮する ● 明らかな妄想の対象になっている場合は、医師に早期に報告し、治療環境を分けることができるようにする ● トラブルが生じた際は、相互の主張を確認しながら、話し合いの場を設けるなど仲介し、必ず両者の了解を得る

暴力行為が生じた場合

- 入院時や外泊時、私物のチェックを行う際は、利用者の同意を得るなどしてプライバシーに十分配慮する
- 暴力行為に対しては、安易に1人で対応せず、応援を求めながら対応する
- 医療者への暴力行為が著しく、制止困難な場合は、一時的に危険回避する目的で避難する
- 利用者間の喧嘩による場合は、両者の距離を最優先する
- 暴力行為が明らかに精神症状によって生じている場合は、医師に報告し、薬剤調整をする
- 被害を受けた利用者または医療者の外傷の程度を確認し、応急処置を行う

事故・急変への対応

自傷行為

 自傷とは、なんらかのかたちで自分自身に危害を加える行為である。重篤な状態に陥る可能性が高い行為だけでなく、じわじわと自らを傷つける行為も含む。

▶ 自傷行為の種類

重篤な状態に陥る可能性の高い行為
- リストカット
- 過量服薬
- 飛び降り
- 縊首 など

じわじわと自らを傷つける行為
- 身体をたたく
- 髪の毛を抜く
- 食事を食べない など

 POINT

- 自傷行為の身体的な処置が終了したら一件落着ではない。**身体処置が生じた瞬間から新たな介入が始まる。**
- 利用者との関係性を構築する機会としてとらえ、ていねいに接する。自傷行為を繰り返すうちに完遂自殺に至るケースは多い。今後の「自殺防止につなげる」といった観点からも、処置を行いながら精神的なフォローを十分に行う。
- 利用者が生きている感覚を持てること、生きていてよかった、と思えるかかわりが大切である。
- 身体と精神を切り離して考えない。

 ココ知り

過量服薬（オーバードーズ：overdose）
医薬品を決められた量を超えてたくさん飲んでしまう過量服薬（オーバードーズ）は、略して「OD：オーディー」といわれている。
若年者による市販薬のODケースが増えている。家庭や学校など、社会との関係のなかで体験する多様で深刻な問題が背景として潜んでいる場合がある。

止血の方法

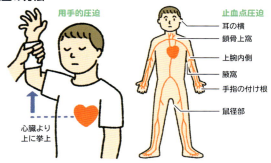

用手的圧迫 / 止血点圧迫
- 耳の横
- 鎖骨上窩
- 上腕内側
- 腋窩
- 手指の付け根
- 鼠径部

心臓より上に挙上

手技	用手的圧迫止血法	・ガーゼなどで創部全体を圧迫止血する ・その際「心臓より高い位置に腕を挙上すること」を忘れない
	止血点圧迫止血法	・創部への血流を遮断するため、損傷した動脈の中枢側を指で強く圧迫する
観察	バイタルサイン	・出血性ショックを考慮する所見 ・収縮期血圧100mmHg　・脈拍100回/分以上 ・脈圧が弱い　・不整脈　・頻呼吸で浅い呼吸 ・皮膚や眼瞼結膜の蒼白　・四肢冷感　・冷汗　など

自傷行為　安全管理

デキナース

人間の循環血液量は80mL/kg(体重70kgの人では、5,600mLの血液が流れている)といわれる。血圧が低下するほどの出血量は、循環血液量の30%(体重70kgの人で1,600mL＝500mLペットボトル約3本)。見た目は相当の「血の海」に見える状況だが、焦らないことが大切である。

事故・急変への対応

自殺企図

 「自殺を試みること」をいう。身体的な処置を身につけておくことはとても大切である。しかし、そこに終始していても利用者の心はみえてこない。適切な処置を行い、精神的なアプローチを継続していくことが大切である。

自殺企図の予防

- 利用者と近い距離で記録などの作業を行い、利用者と接する機会や時間を確保していく
- 自殺念慮を持った利用者は、**思考狭窄**によって十分な思考を持てず、短絡的な行動を起こす可能性がある
- 慎重にラウンドするとともに、利用者にも医療者が観察していることを伝えながら安心感につなげる

自殺企図後の対応

- 自殺企図発生後、ひと段落した後の環境に気をつける
- 医療者の「疲労」と「焦り」が危険を呼び起こす（自傷の危険性を高める）
- 環境整備を意識的に行う（危険物が残っていないか、など）
- 利用者と関係性ができているスタッフを中心に、利用者の孤独感や不安感を確認する
- 利用者が何を伝えたかったか、付き添いながら理解する姿勢をもつ
- ラウンドの頻度を増やすなど、具体策をチームで共有する
- 互いの陰性感情が増幅する可能性を考え、チーム間での情報共有や意見交換を行う
- カンファレンスを活用し、チームで沸き起こる否定的な感情を伝え合う

 デキナース 精神科では、その場のけがから救われれば対応が終わるのではなく、受傷し処置を開始する場面から、新たな看護の開始となる。その看護が**再発防止**につながり、改善の転機になる。

事故・急変への対応

離院

 入院中の利用者が所定の手続きを得ることなく無断で退去すること。離院の恐れがあるからといった理由で、行動制限（外出制限、外泊制限）を行うことは好ましくない。離院が生じないために十分なアセスメントを行いながら積極的な社会復帰活動を支援する。

離院を起こしやすい利用者の傾向

- 急性期
- 外出許可指示が出ない
- 外出時間・範囲が制限されている
- 帰宅要求が強い
- 入院にストレスを感じている

離院する理由と内容
- **計画的理由**：自殺、他害、帰宅、飲酒、妄想
- **衝動的理由**：トラブル、外出時間延長、範囲の逸脱、フラストレーションの爆発

離院の予防と対応

離院の兆候を知る	● 玄関や入り口付近に近づいていることが多い ● 電話などで家族と口論している
予防策	● 治療拒否的な発言がある利用者や、帰宅要求がある利用者に対して、その利用者個々の課題を共有する ● 治療や今後の方向性に関して十分な情報提供を行う ● 入院期間の短縮、退院支援を強化する
利用者同伴外出時の予防策	● 利用者の横に位置し、利用者との距離を「手を伸ばせば届く範囲」で誘導する ● 前後に位置するととっさのときに対応できなくなるため、利用者の横に位置する
ケアプラン	● 外出・外泊の際は、アセスメントシートを使用するなどし、多職種連携でリスクを検討する ● 家族の同意を得て、段階的に実施を進める ● カンファレンスのアセスメントは、外出・外泊開始時、行動拡大時の精神状態の変化がみられたときに適宜評価を行う

事故・急変への対応

けいれん発作

 けいれんは、脳に大きなダメージを与える。けいれんしたままでは気道確保も難しく、とにかく早くけいれんを止めることが重要になる。

▶ 多飲水と水中毒

- 精神科入院利用者の20〜30％が多飲傾向にあり、3〜5％は水中毒といわれる（» p.109）
- 多飲水は多尿につながり、トイレに頻回に行かなければいけないため、利用者の自尊心を傷つけてしまう厄介な問題である
- 精神科では、多飲水によってけいれん発作が生じうる

▶ 水中毒によるけいれん発作：典型的な経過

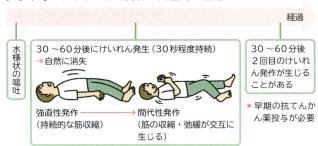

こんなときどうする けいれん発作時の対応

あなたがすること

応援を呼ぶ	
気道確保	・口腔内に吐物がないか確認する ・吸引を行う
バイタルサイン測定	・脈拍、血圧測定、心電図モニターによる観察を継続
医師への報告	・どのようなけいれんか（間代性発作か、強直性発作か） ・けいれんが生じた部位（全身性か、部分発作か） ・時間は？　・転倒はなかったか？
ルート確保	・薬剤投与が必要になるため早期に行う
酸素投与	・呼吸抑制が生じるため早期に行う
検査	・初回のけいれん発作であれば、頭部CTないしMRIが必須（けいれんが落ちついたら検査に移動することを考える）
環境調整	・けいれん発作によって外傷を生じないように周囲の環境を整備する

POINT

- **失神**は、けいれん様の動きを伴うことがあるので注意する。
- **悪寒戦慄**が、けいれんとして表現されることがある。
- **舌咬傷や尿失禁**は、けいれんがあった所見とされる。
- けいれん発作とともに転倒し、**頭部外傷**をきたしていることもある。
- **外傷**によりけいれんを生じることもあるため、フィジカルイグザミネーションを慎重に行う。

災害

PFA（サイコロジカル・ファーストエイド）

 災害などの直後に、苦しんでいる人・助けが必要かもしれない人に対して、同じ人間として行う人道支持的な対応のこと。

▶ PFAの重要性

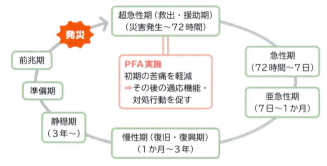

- PFAは、被災した人や、その出来事の影響を受ける人々が苦しめられるのは、広範囲にわたる初期反応（身体的、心理的、行動上、スピリチュアルな問題）であるという理解に基づいている。
- 初期反応のなかには、強い苦痛を引き起こすものがあり、適応的な対処行動を妨げる原因となる。
- トラウマ的出来事によって引き起こされる初期の苦痛を軽減すること、短期・長期的な適応機能、対処行動を促進することが、PFAの目的である。

ショックな出来事を経験した後、心と身体に生じるさまざまな変化

- 眠れない
- イライラする
- 誰とも話す気になれない
- 不安が強い
- あのときの光景が繰り返し浮かぶ
- 身体の調子が悪い

日常とかけ離れた出来事に対する正常な反応であり、多くの症状は時間がたつと自然に回復していく

災害による苦痛を少しでも乗り越えやすくする方法

- 休息を意識的にとる
- 食事や水分を十分にとる
- お酒やカフェイン（コーヒー、緑茶、紅茶など）の取り過ぎに注意する
- 心配や不安を1人で抱えずに、周囲の人と話をする
- お互いに声をかけ合う

内閣府：読んで役立つほっと安心手帳．https://www8.cao.go.jp/souki/koho/pdf/pamph-leaf/anshintetyo/a4_oritatami.pdf（2025.3.3アクセス）．より引用

支える側のストレスチェック

- 物事に集中できない
- 何をしても面白くない
- すぐに腹が立ち、人を責めたくなる
- 状況判断や意思決定にミスがある
- 頭痛がする
- 落ち込みやすい
- 物忘れがひどい
- よく眠れない
- 不安が強い
- 肩こり、冷え、のぼせなどの身体症状がみられる

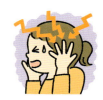

内閣府：読んで役立つほっと安心手帳．https://www8.cao.go.jp/souki/koho/pdf/pamph-leaf/anshintetyo/a4_oritatami.pdf（2025.3.3アクセス）．より引用

PFA（psychological first aid）：サイコロジカル・ファーストエイド

mina's story　精神科医療における意思決定支援

　何十年もの間、自宅から一歩も出ることなく、両親と3人で暮らしていたDさんが、ある日、自力で動けなくなりました。近所の方のアドバイスで母親が救急車を呼んだことで、Dさんはようやく医療につながりました。

　Dさんが動けなくなったのは、がんの骨転移による大腿部骨折が原因でした。治療や今後の生活について決めていく必要がありましたが、Dさんは限られた言葉しか話すことができず、本人の意思を確認することは困難でした。また、高齢の両親に疾患や症状について理解してもらうことも厳しい状況でした。

　精神科医だけでなく、内科、整形外科など他科の医師、精神保健福祉士などと何度も話し、両親とも繰り返し話し合い、地域の支援者を交えたカンファレンスを複数回行いました。両親の気持ちは揺れ、決断には時間が必要でしたが、最終的には治療を行わず、環境を整えたうえで自宅退院しました。

　後日、母親から「Dさんが亡くなった」と病院に連絡があり、その際にていねいにお礼を述べられていたと聞きました。

　かかわりが終わった後でも"あのとき、どうしたらよかったのか？　何が正しかったのか？"と繰り返し考える場面が多々あります。答えはありませんが、そのときどきで最善を尽くすこと、最善だと思うほうへ進むこと、そして、利用者や家族が自身で選ぶことができるよう、ともに考え悩むこと、話し合うことを大切にしたいと私は思います。

Cocco Word 役立つ用語集

用語	解説
あ アサーション	相手を尊重しつつ、誠実かつ素直に、自分の気持ちや意見をわかりやすくはっきり伝える(自己主張する)こと。相手も自分も大切にすることを重視したコミュニケーションスキルで、ストレスの軽減やハラスメント対策として注目を集めている。
アダルトチルドレン	子どものころの家庭環境や育ち方などの影響で、大人になっても生きづらさを感じている人のこと。無意識のうちに自分を責める・否定する、人間関係の構築が難しい、問題を1人で抱え込んで悩みやすいなどの特徴があるといわれる。
アタッチメント	幼い子どもが母親との接触を求める愛着欲求。アタッチメントが奪われると、心身ともに重大な影響をこうむる。
アドヒアランス	医療者が提示した健康行動・治療行動に対する利用者の意思の強さの度合いを示す概念。利用者がより能動的に治療過程を理解して服薬することをあらわす言葉。
い 意思決定支援	精神科看護において、意思決定支援は、利用者の主体性を尊重し、より利用者中心のケアを提供するために不可欠な要素。 精神疾患を抱える利用者は、症状によって判断能力が低下し、意思決定が困難になることがある。また、精神科治療にはさまざまな選択肢があり、利用者に合った治療法を選ぶことが重要である。そして、利用者は自分の治療にかかわる権利を持っている。
インクルージョン	包摂性(ほうせつせい)。社会や組織が差別や排除をなくし、あらゆる人が平等に参加できる状態を追求する考え方。
陰性症状	一般に「健康なときにあったものがなくなった」状態。無気力、無頓着、感情の欠如、人とのかかわりを避けるなど、周りからは理解されにくい症状。
う 迂遠(うえん)	思考障害の一種。話が回りくどく、要領よく思考目標に到達できない状態。

	用語	解説
え	ACEs	逆境的小児期体験（adverse childhood experiences）。 子どものころに経験する虐待、ネグレクト、家庭内暴力、親の精神疾患、家庭の離別など、さまざまな種類の有害な体験をさす。 これらの経験は、子どもの心身に深刻な影響を与え、成人後のさまざまな健康問題を引き起こすリスクを高める。
	エンパワメント	その人自身の力や権利を認め、尊重すること。
お	オープンダイアローグ（≫p.159）	フィンランド発祥の精神医療の新しいアプローチ。従来の精神医療が診断に基づいた治療を重視するのに対し、オープンダイアローグでは対話を重視する。精神疾患を抱える利用者や家族、そして医療者などが集まり、それぞれの視点や感情を共有しながら、共に問題解決をめざす。
か	解離	無意識的防衛機制の1つで、意識や記憶などに関する感覚をまとめる能力が一時的に失われた状態。
	感情失禁	感情を上手にコントロールできない状態。
	感情鈍麻	感情の表出が乏しくなり、喜怒哀楽の感情が感じにくくなる状態。
	感情表出（EE）	精神科における感情表出（expressed emotion）とは、家族が利用者に対して批判的な感情や敵意を向けたり、過度に気を遣ったりする言動や態度をさす。 家族のEEは、利用者本人の症状の激しさや慢性化、病気に対する知識の不足、他の家族の協力が得られないことなどが原因で高くなることがある。
	観念奔逸	考えが次々と浮かび、思考がまとまらない状態。
	カンフォタブルケア	ユマニチュード（≫p.183）と同様、人間らしいケアをめざす看護の概念で、特に認知症ケアの現場で注目されている。利用者に心地よさや安心感を与えることを重視するケアのことを指し、不快な刺激を避け、心地よい刺激を与えることで、利用者の不安や興奮を軽減し、QOLの向上をめざす。
き	器質性疾患	臓器そのものに異常が起きているため、血液検査やCT検査、内視鏡検査などの検査で必ず症状の原因となる異常が見つかる疾患。

用語		解説
	機能性疾患	臓器そのものには何の異常も起きていないにもかかわらず、さまざまな症状が現れる疾患。
	強迫観念	自分の意思に反して、不安を呼び起こす考えやイメージ、衝動が繰り返し頭に浮かんで離れない状態。
く	クライシスプラン	病状が悪化した場合の対処指針。 病状悪化の兆候、兆候に気づいたときに利用者自身が行う対処、支援関係者（家族・他の支援者）が行う対処、緊急連絡先などが含まれる。
	グリーフケア	家族や友人、恋人など大切な人との死別を経験して、深く悲しんでいる人に寄り添い、心のケアや回復の支援などを行うこと。
け	月経前症候群（PMS）	月経の前に起こる心や体の不調（premenstrual syndrome）。月経が始まると症状が軽快・消失する。
こ	コンコーダンス	利用者の価値観やライフスタイルに対して保健行動や治療行動を調和させていくという概念。 利用者と治療者が協力関係をもつこと、利用者のもつ病気や治療について経験や信念を重視し、利用者の決定を第一に尊重することが重要視される。
	コンプライアンス	利用者が、治療者の指示や忠告を従順に守ること。 処方された薬をきちんと飲むこと、また、その遵守度。
	行動療法	行動主義による学習理論をもとに、学習された不適切行動を、条件づけを利用して修正する治療法。 セルフモニタリングやトークンエコノミー（» p.181）などが代表的な技法例。
さ	詐病	精神科においては、存在しない精神的な症状を意図的につくり出したり、実際の症状を誇張したりすることをさす。
し	自己効力感	自分が「ある状況で必要な行動をうまく遂行できる」と感じていること。セルフ・エフィカシー（self-efficacy）とも呼ばれる。
	自尊感情	自分自身を価値ある存在としてとらえる感覚や、自己に対して肯定的な評価を抱いている状態。セルフ・エスティーム（self-esteem）とも呼ばれる。
	自尊心	セルフ・エスティーム（self-esteem）。 自己尊重や自尊感情ともいう。

用語		解説
	自動思考	意図的な思考ではなく、自分の意思とは関係なく意識にのぼってくる考え。
	嗜癖(しへき)	特定の物質や行動、人間関係に不健康にのめりこみ、やめられない状態。アディクション(addiction)ともいわれる。
	心因反応	心理的なきっかけ(心因)によって生じる症状(反応)の総称。正式な病名ではない。
	心理的安全性	グループ内で、自分の意見・気持ちを安心して表現できる状態。 より安全で質の高いケアのため、利用者にとっても、看護師にとっても非常に重要な要素である。
	心理学的デブリーフィング	ストレスの大きな出来事(災害、事故、事件など)を経験した人が、その体験について話し、感情を表現することで、心の負担を軽減し、回復を促すための心理的な支援方法。
す	スーパー救急	緊急性・重症度が高い利用者が対象。 診療報酬上、人員配置、設備、その他の要件の基準が厳しく、主に措置入院や応急入院を含む急性期の利用者を対象とする精神科救急病棟を指している。
	スキーマ(schema)	幼児期からつくられた心の深層にある信念や前提のこと。
	ストレスコーピング	ストレスにうまく対処するための行動や方法。
	ストレス脆弱性	生まれ持った素質や学習・訓練による能力、ストレスへの対応力など、その人がもつ病気のなりやすさ。
	ストレスマネジメント	ストレスを効果的に管理し、軽減するための方法や考え方。
	ストレッサー	ストレスの原因となる刺激や出来事、要求など。
	ストレングス	苦難に耐えて自分自身を修復する心の回復力、ストレスを跳ね返すしなやかさと持続性をもった反発力をレジリエンスという。その経験から学ぶことでストレス対処能力が増すことで、その人の強みが高まることをストレングスという。

用語		解説
せ	セルフケア	身体・精神の全体的な健康や日常生活を保つために、自分自身をケアすること。すなわち、自分で自分の世話をする・面倒をみることを意味する。
た	ダイバーシティ	多様性。年齢や性別、国籍、人種、宗教、価値観、障害など、さまざまな属性を持った人々が共存している状態を示す。
て	転移	医療や福祉の場において、利用者が医療者を母親もしくは父親のような存在とみなし、依存したり怒りを向けたりすることがある現象。 それに対して医療者が感情的に反応することを逆転移という。
と	動機づけ（モチベーション）	行動を開始させ、目標に向かって突き動かしていく過程や機能。 モチベーショナルインタビュー（動機づけ面接）という、利用者の情意領域にアプローチし、医療上の効果的な行動変容を起こすためのエビデンスに裏づけられたカウンセリング手法も有名である。
	トークンエコノミー	小児や精神科でよく用いられる介入方法。 望ましい行動をした直後にトークン（ご褒美と交換できる代用コイン）を手渡し、その行動を強化する。
	トライエージ® DOA	覚せい剤（アンフェタミン）や大麻、アヘン、向精神薬などの代謝物を尿中から検出する簡易検査キット。
	トラウマインフォームドケア	トラウマが個人に及ぼす影響を理解したうえで、医療者と利用者の双方に心身的・心理的・感情的な安全を確保し、利用者にコントロールとエンパワメントを促す機会を与えること。
な	ナラティブ	物語、語り。 ナラティブアプローチは、家族1人ひとりが自分の体験を語ることを通して、多面的な現実を描き出そうとする手法。物語は語られるたびに書きかえられるが、そのとき、それがその人にとっての現実だととらえる。
に	認知療法	人間の認知は、そのときの気分や行動に影響を与えて悪循環を形成することがある。こうした理解から、認知のゆがみを修正し、問題に具体的に対処することで気分を改善することを目的としたものである。

	用語	解説
の	ノーマライジング	一般的には、障害の有無にかかわらず平等に生活できる社会をつくろうという考え方。 精神科では、例えば統合失調症に対して、「非現実的な考えが浮かぶことや、妄想のような考えが浮かぶことは、多少なりとも誰にでも起こることであり、異常なことではない」ということを伝えるアプローチをさす。
は	曝露法（ばくろほう）	エクスポージャー療法。 不安をかきたてる状況に長時間直面する（曝す）ことにより、状況に慣れ、不安の低下をもたらす理論に基づく技法。
	8050問題	80歳代の親と、50歳代の自立できない子どもが社会的に孤立する問題。
	反芻（はんすう）	心理学的には、過去の出来事や現在の状況について、何度も同じように考えてしまい、そこから抜け出せない状態のことをさす。 特にネガティブな出来事や感情に焦点を当ててしまい、気分が落ち込んだり、不安を感じたりすることが多い。
	パーソンセンタード・アプローチ	来談者中心療法（クライエント中心療法）を基に、個人やその周囲の人々とのかかわりなどに関し、その成長や発展の可能性を信じ、さまざまな活動を行う考え方。
	パーソンセンタード・ケア	認知症の人を「人」として尊重し、その立場に立って考え、ケアを行う認知症ケアの考え方。 認知症の人の「自分らしさ」を大切にしながら、その方ができる限り充実した生活を送れるように支援することをめざす。
ひ	ピアサポーター	障害のある人自身が、自らの体験に基づいて、他の障害のある人の相談相手となったり、同じ仲間として社会参加や地域での交流、問題の解決等を支援したりする活動のことを「ピアサポート」という。 ピアサポートを行う人たちのことを「ピアサポーター」という。
	引きこもり	厚生労働省の定義では、社会的参加（就学や就労、交遊など）を回避し、原則的には6か月以上にわたって家庭にとどまり続けている状態を指す。
	病識	自分が病気であるという意識のこと。

用語		解説
へ	べてる	精神疾患を抱える人々が地域社会で自立した生活を送ることをめざし、北海道・浦河町で始まったコミュニティ。従来の精神医療の枠を超えた画期的な取り組みとして注目されている。
め	酩酊状態	アルコールによる急性で一過性の中毒症状。軽い意識混濁と運動障害が出ている状態。
	メタ認知	簡単にいうと「自分の思考や感情を客観的にみつめること」。精神科看護において、メタ認知は利用者の回復を促し、より効果的なケアを提供するために非常に重要な役割を果たす。
も	森田療法	不安や恐怖などの神経症の症状を「あるがまま」に受け入れて、自分らしい生き方を実現することを目指す精神療法。日本の精神科医・森田正馬が創始した。
や	ヤングケアラー	慢性疾患や障害、心の問題を抱える家族の介護やケアを担う未成年者のこと。
ゆ	ユマニチュード	フランスで生まれた「利用者1人ひとりを尊重し、その人らしさを最大限に引き出すことをめざす」ケアの哲学。利用者の身体性・感情・社会性・精神性を尊重し、コミュニケーションをとおして関係性を築き、ケアを行う。カンフォタブルケア(》p.178)と同様、人間らしいケアをめざす看護の概念で、特に認知症ケアの現場で注目されている。
よ	陽性症状	健康なときにないものが現れた状態。幻覚、妄想などの症状がある。
ら	ラポール	フランス語で「関係」「関連」という意味の言葉。「話し手と聞き手との間に構築される信頼関係」を表す言葉として使用されている。
り	離人感	自分自身の感覚(行動や考え、体の感覚など)が、自分から離れてしまっているような感覚。
	リフレクション	自分の思考と行動を注意深く振り返り、改めて考え、再構築すること。省察ともいう。
れ	連合弛緩	統合失調症の利用者にみられる思考の障害で、言葉の意味関係が乱れている状態を指す。

	用語	解説
ろ	レジリエンス	苦難に耐えて自分自身を修復する心の回復力。ストレスを跳ね返すしなやかさと持続性をもった反発力といわれている。
ろ	630調査 (精神保健福祉資料)	厚生労働省が毎年6月30日時点で行っている精神保健医療福祉の現状を把握するための調査。 精神科病院、精神科診療所、障がい者福祉施設などの利用状況や、精神疾患の治療状況など精神保健医療福祉の実態把握を目的としている。
C	CP換算値	抗精神病薬どうしを比較したデータなどに基づき、抗精神病作用の強弱をクロルプロマジン(CP)の投与量を用いて序列化したもの。 各薬剤について、クロルプロマジン100mg等価換算値が示されている。
	CVPPP (シーブイトリプルピー)	日本こころの安全とケア学会が管理している包括的暴力防止プログラム。 精神科医療の現場において、利用者からの暴力行為を未然に防ぎ、安全な医療環境を確保するためのプログラムで、利用者の尊厳を尊重しながら、安全なケアを提供することをめざしている。
D	DSM-5-TR	精神科医療従事者が、利用者の精神医学的問題を査定する際の指針を示すためにアメリカの精神医学会が定めた診断ガイドライン。
I	ICD11	WHOが、精神疾患を含むすべての疾病分類をコード化した疾病・関連保健問題の国際統計分類。
S	SHELL モデル(シェル)	組織やシステムにおける事故やインシデントの原因を多角的に分析するためのフレームワークで、以下の5つの要素から構成される。 ①S(Software):組織の文化、手順、ルール、マニュアルなど ②H(Hardware):物理的な設備、機器、ツールなど ③E(Environment):環境。物理的な環境、作業環境、社会環境など ④L(Liveware):当事者 ⑤L(Liveware):当事者以外 これらの要素間の相互作用を分析することで、問題の根本原因を特定し、対策を講じることができる。

参考文献

1) APA原著, 髙橋三郎, 大野裕監訳：DSM-5® 精神疾患の分類と診断の手引. 医学書院, 東京, 2014.

2) WHO原著, 融道男, 中根允文, 小見山実 他監訳：ICD-10 精神および行動の障害 新訂版 臨床記述と診断ガイドライン. 医学書院, 東京, 2005.

3) 日本うつ病学会監修：日本うつ病学会診療ガイドライン 双極症2023. 医学書院, 東京, 2023.

4) 日本神経精神薬理学会, 日本臨床精神神経薬理学会編：統合失調症薬物治療ガイドライン 2022. https://www.jsnp-org.jp/csrinfo/img/togo_guideline2022_0817.pdf（2025.3.5アクセス）.

5) 日本不安症学会, 日本神経精神薬理学会編：社交不安症の診療ガイドライン第1版. https://www.jsnp-org.jp/news/img/20210510.pdf（2025.3.5アクセス）.

6) 日本神経学会監修：認知症疾患診療ガイドライン2017. 医学書院, 東京, 2017.

7) 日本精神科看護技術協会監修：詳説・精神科看護ガイドライン. 精神看護出版, 東京, 2011.

8) 日本精神科救急学会監修：精神科救急医療ガイドライン2022年版. https://www.jaep.jp/gl/gl2022_all.pdf（2025.3.5アクセス）.

9) 日本こころの安全とケア学会監修, 下里誠二編著：最新 CVPPPトレーニングマニュアル 医療職による包括的暴力防止プログラムの理論と実践. 中央法規出版, 東京, 2019.

10) 厚生労働省：認知症の人の日常生活・社会生活における意思決定支援ガイドライン. https://www.mhlw.go.jp/file/06-Seisakujouhou-12300000-Roukenkyoku/0000212396.pdf（2025.3.5アクセス）.

11) 日本神経学会監修：パーキンソン病診療ガイドライン2018. 医学書院, 東京, 2018.

12) 日本神経学会監修：てんかん診療ガイドライン2018. 医学書院, 東京, 2018.

13) 日本精神神経学会, 日本糖尿病学会, 日本肥満学会監修：統合失調症に合併する肥満・糖尿病の予防ガイド. 新興医学出版社, 東京, 2020.

14) 日本精神神経学会, 日本産科婦人科学会監修：精神疾患を合併した、或いは合併の可能性のある妊産婦の診療ガイド総論編. https://journal.jspn.or.jp/jspn-proof/highlight/guide_pregnant.html（2025.3.5アクセス）.

15) 吉川隆博, 木戸芳史編：看護判断のための気づきとアセスメント 精神看護. 中央法規出版, 東京, 2021.

16) 文部科学省：CLARINETへようこそ．
https://www.mext.go.jp/a_menu/shotou/clarinet/002/003/010/005.htm（2025.3.5アクセス）．

17) 日本神経科学学会：脳科学辞典．
https://bsd.neuroinf.jp/（2025.3.5アクセス）

18) 日本精神科救急学会編：精神科救急医療ガイドライン 第3章興奮・攻撃性への対応．
https://www.jaep.jp/gl/gl_p051-088.pdf（2025.3.5アクセス）．

19) 川上宏人, 松浦好徳編：多飲症・水中毒―ケアと治療の新機軸．医学書院, 東京, 2010．

20) 武井麻子：精神看護の基礎 第6版．医学書院, 東京, 2021．

21) 武井麻子：精神看護の展開 第6版．医学書院, 東京, 2021．

22) 黒木俊秀監修, 小野良平訳：ひと目でわかる 心のしくみとはたらき図鑑．創元社, 大阪, 2019．

23) 日本精神科看護協会編：精神科看護職のための精神保健福祉法Q&A 令和4年改正・令和6年施行対応版．中央法規出版, 東京, 2025．

24) 日本精神科看護協会編：事例とワークで深める 精神科看護倫理実践テキスト．中央法規出版, 東京, 2024．

25) Gabbard GO著, 権成鉉訳：精神力動的精神医学1 理論編．岩崎学術出版社, 東京, 1998．

26) 東京都立松沢病院編：「身体拘束最小化」を実現した松沢病院の方法とプロセスを全公開．医学書院, 東京, 2020．

27) 坂田三允監修：精神疾患・高齢者の精神障害の理解と看護．中央法規出版, 東京, 2012．

28) 浅野暁子：当事者中心の精神看護―脳科学・心理学的視点からの実践―．玄武書房, 福岡, 2022．

29) 水野雅文, 藤井千代, 佐久間啓 他編：リカバリーのためのワークブック．中央法規出版, 東京, 2018．

30) 池淵恵美：こころの回復を支える 精神障害リハビリテーション．医学書院, 東京, 2019．

索引

和文

あ

- アウトリーチ 155
- アカシジア 121
- アキネジア 121
- 悪性症候群 121
- アサーション 177
- アスペルガー障害 76
- アタッチメント 177
- アダルトチルドレン 177
- アドヒアランス 177
- アパシー 83
- アルコール依存症 69,94,104
- アルツハイマー型認知症 81
- アンビバレンス 102

い

- 易感染 111
- 意識障害 96,110
- 意識消失 65
- 易刺激性 104,111
- 意思決定支援 177
- 異食 85,103
- 依存形成 127
- 依存症 68,75
- 一般化 17
- 易怒性 83
- 意欲低下 100
- 医療観察法 37
- 医療保護入院 110,113
- イレウス 123,164
- インクルージョン 177
- 陰性症状 52,100,120,177

う

- ウェクスラー式知能検査 115
- ウェルニッケ脳症 111
- 迂遠 177
- うつ病 26,28,45,54,78,96,138
- うつ病性昏迷 96
- 運動機能の低下 30
- 運動療法 23,30

え

- ACEs 178
- 嚥下障害 121,162
- 遠城寺式乳幼児分析的発達検査 116
- エンパワメント 178

お

- 嘔気 65,125
- 応急入院 113
- 黄疸 111
- 嘔吐 125,164
- オーバードーズ 168
- オープンダイアローグ 159,178
- 悪寒戦慄 173

か

- 外傷 65,173
- 改訂長谷川式簡易知能評価 117
- 概日リズム 101
- 開放病棟 15
- 解離 178
- 解離症状 97
- 解離性障害 65
- カウンセリング 53,55,57,59,69,72
- 学習障害 76
- 確認行為 62
- 隔離 38
- 過食 66
- 家族関係 25
- 過鎮静 84,121,123
- 合併症 160
- カプグラ症候群 84
- 過量服薬 75,127
- 過労 26
- 肝炎 160
- 感覚過敏 77
- 肝機能低下 92

関係妄想 52,95
- 観察学習 136
- 感情移入 11,21
- 感情失禁 83,178
- 感情鈍麻 52,83,100,178
- 感情表出 178
- 関節拘縮 165
- 感染管理 156
- 観念奔逸 178
- カンフォタブルケア 178

き

- 記憶障害 28,79,84
- 器質性昏迷 96
- 気分安定薬 57,59,69,72,128
- 気分障害 54,56,58,68
- 基本訓練モデル 136
- 虐待 25,42
- 救急入院 113
- 境界性パーソナリティ障害 74
- 強直間代発作 91
- 強迫観念 179
- 強迫性障害 26,62,102,104,138
- 虚血性心疾患 160
- 起立性低血圧 122
- 筋強剛 121
- 筋硬直 111,121
- 筋弛緩法 71
- 筋弛緩薬 132
- 緊張病性昏迷 96
- 筋力低下 66

く

- クライシスプラン 179
- グリーフケア 179
- グループダイナミクス 134
- クロザピン管理 122

け

- 経済的な問題 46
- 傾聴 19,25,82,98,101,105,108

187

傾眠	125
けいれん	90,111,172
下剤乱用	66
血圧上昇	125
血管性認知症	83
月経不順	111
月経前症候群	104,179
欠神発作	91
下痢	125
幻覚	52,94,100
健康日本21ガイドライン	131
言語障害	28,85,121
幻視	52,84,94
幻臭	94
倦怠感	121,125
幻聴	52,94,107
見当識障害	28,79
幻味	94

こ

行為依存	68
抗うつ薬	55,60,62,69,72,124
口渇	109,123,125
高クレアチンキナーゼ血症	92
攻撃性	83,106
高血圧	22,30,160
高血糖症状	123
抗コリン作用	125
抗コリン薬	121
高脂血症	160
高次脳機能障害	104
抗酒薬	69
抗精神病薬	53,55,61,63,100,120,164
向精神薬	118
抗てんかん薬	92,128
行動心理症状	79,99
行動制限	36,38,171
行動療法	179
高熱	111,121
更年期障害	104
広汎性発達障害	76

抗不安薬	60,62,69,126
高プロラクチン血症	121
合理化	20
高齢化	22
高齢者虐待	42
高齢者てんかん	91
誤嚥性肺炎	160
呼吸抑制	127
誇大妄想	52,95
子ども虐待	42
個別性	23
コミュニケーション	18,29,39,40,76,79,136
孤立	26,30,69,78
コルサコフ症候群	111
コンコーダンス	179
コンプライアンス	179
昏迷	96

さ

剤形	119
サイコロジカル・ファーストエイド	174
作業療法	103,105,140
作為体験	97
させられ体験	97
詐病	179

し

ジェンダー	17
支援ニーズアセスメント	149
自我機能障害	108
視覚過敏	77
視覚誤認	84
自我障害	97,100
視空間認知障害	84
止血	169
思考化声	97
思考吹入	97
思考奪取	97
思考伝播	97
思考の貧困	52
思考力の低下	100
自己開示	11,21

自己肯定感	25
自己効力感	179
自己刺激行動	107
自己中心的視点	16
自己誘発性嘔吐	66
自殺企図	170
支持的コミュニケーション	35
自傷行為	168
自信喪失	30
ジストニア	121
自尊感情	179
自尊心	179
失禁	93,107
失語	79
失行	79
実行機能障害	28,79
失神	84,173
失認	79
自動思考	180
自閉	52,100
自閉スペクトラム症	76,103,104,116
嗜癖	180
社会参加制限	30
社会生活技能訓練	136
社会的学習理論	136
社会的な孤立	22,46
社会復帰	37,171
社交不安障害	61
修正型電気けいれん療法	53,55,57,59,132
集団精神療法	105
集団力動	134
集団療法	35,134
昇華	20
症候性てんかん	91
焦点性(部分)発作	91
常同行動	85
衝動性	83
食行動異常	85
褥瘡	165
食欲増進	121
食欲不振	111
女性化乳房	111

あ

触覚過敏	77
自律神経症状	84
心因性昏迷	96
心因反応	180
人格変化	85
腎機能低下	92
神経性過食症	66
神経性拒食症	66
振戦	121,125
身体の拘束	38
身体表現性障害	64
心的外傷後ストレス障害	63
新版K式発達検査2020	116
心不全	121
腎不全	66
信頼関係構築	25
心理学的デブリーフィング	180
心理的安全性	180
心理テスト	115,116

す

衰弱死	66
錐体外路症状	122
睡眠維持障害	70
睡眠衛生	131
睡眠衛生指導	71
睡眠障害	68,70
睡眠導入薬	130
睡眠薬	69,71,72,130,165
スーパー救急	180
スーパービジョン	18,41
スキーマ	180
頭痛	65,111,125
スティグマ	46
ステレオタイプ	17
ストレスコーピング	180
ストレス脆弱性	180
ストレスマネジメント	31,180
ストレッサー	180
ストレングス	180

せ

生育歴	24,35,127
性格特性	25
生活習慣病	121
性機能障害	122
精神(心理)療法	134,138
精神科リエゾンチーム	22
精神科リハビリテーション	53,140,142
精神発達遅滞	77,104,116
精神病性昏迷	96
精神保健福祉法	36
性的逸脱行為	108
制吐薬	125
セクシュアリティ	36
舌咬傷	173
摂食障害	66,103
セルフ・エスティーム	179
セルフ・エフィカシー	179
セルフ・ヘルプグループ	69
セルフケア	97,181
セロトニン	54
前頭側頭型認知症	85
全般発作	91

そ

躁うつ病	58
双極性感情障害	26,58,104,108
躁状態	28,108,111
早朝覚醒	70
躁病	56
ソーシャルスキル	136
措置入院	110,113

た

退院支援	37
退院前訪問	153
体感幻覚	94
退行	20
体重増加	30,121
対人コミュニケーション能力	136
耐性形成	127
ダイバーシティ	181
対話的実践	159
多飲	123
多飲水	123
多職種チーム医療	12
立ちくらみ	122,125
脱抑制	85
脱力発作	91
多動	76
田中ビネー知能検査	115
多尿	123
試し行為	75
多様性	13
単純部分発作	91
ダントロレン	121

ち

地域移行	148
地域包括ケア	10,23,145
致死的不整脈	121
窒息	66,84,164
知的障害者福祉法	77
知能の検査	115
遅発性ジスキネジア	121
着衣失行	79
注意・集中力の低下	52
注意欠如多動性障害	76
注意障害	84
注意力の低下	28
聴覚過敏	77
治療環境	14,16,18
治療への不信感	46

つ

通信・面会の制限	38
津守式乳幼児精神発達診断法	116
低栄養	66
デイケア	53,69,75,142
低血圧	125
定着支援	148
適応障害	72
手の振戦	111
転移	20,181
電解質バランスの悪化	66

て

- てんかん……65,90
- 転倒……84,123,127
- テント状T波……111

と

- 投影……20
- 動悸……125
- 動機づけ……181
- 統合失調型パーソナリティ障害……74
- 統合失調症……26,45,52,68,78,94,96,103,104,107,108
- 糖脂質代謝異常……121
- 糖尿病……22,30,121,160
- 頭部外傷……173
- トークンエコノミー……181
- ドーパミン……52
- 特効性注射剤……119
- 特発性てんかん……91
- トライエージ®DOA……181
- トラウマインフォームドケア……181
- トラウマ体験……25,98
- トラウマ反応……98,127

な

- ナラティブアプローチ……65

に

- 二次障害……78
- 二次性全般化発作……91
- にも包括……145
- 入院形態……36
- 入院時検査……110
- 乳汁分泌……111
- 乳汁漏出……121
- 乳房の腫脹・疼痛……121
- 入眠障害……70
- 尿失禁……173
- 尿閉……125
- 任意入院……110,113
- 認知機能障害……28,52,79,108,111,120,127
- 認知機能の検査……117
- 認知行動療法……49,55,57,59,63,69,72,100,138

- 認知症……22,28,79,103,104,107,108
- 認知療法……181

ね・の

- 眠気……92,121,125
- 脳萎縮……66
- 脳機能障害……94,103
- 脳血管疾患……160
- 脳梗塞……83
- 脳出血……83
- 脳波検査……92
- ノーマライジング……51,182
- ノーマライゼーション……48
- ノルアドレナリン……54

は

- パーキンソニズム……84
- パーソナリティ障害……68,74,103,104,108
- パーソナルリカバリー……46
- パーソンセンタード・ケア……182
- ハーム・リダクション……68
- バーンアウト……11
- 肺炎……164
- バイオ・サイコ・ソーシャルモデル……44
- 排尿困難……125
- 曝露法……60,62,182
- 発汗……111,121
- 白血球減少……92
- 発達障害……76,107
- 発達段階の検査……116
- 発達段階モデル……34
- 発達歴……25
- パニック障害……26,60
- 羽ばたき振戦……111
- バルベナジン……121
- 反響言語……85
- 反社会性パーソナリティ障害……75
- 反社会的行動……85
- 反芻……182
- 反跳性の不安……127

- 反動形成……20

ひ

- ピアサポーター……182
- 被影響性の亢進……85
- 被害妄想……52,95
- 引きこもり……182
- 微小妄想……95
- 非定型抗精神病薬……57,59
- 否認……20
- 皮膚トラブル……165
- 病識の欠如……85
- 病棟環境……14,39
- 疲労感……30,121
- 貧血……92
- ビンスワンガー病……83
- 頻尿……123
- 頻脈……111,121,125

ふ

- 不安……26,28,39,103
- 不安障害……26,60,62,78,138
- 不穏……111,132
- 賦活症候群……125
- 複雑部分発作……91
- 腹膜炎……164
- 不潔恐怖……62
- 不随意運動……30
- 不整脈……66,111
- 物質依存……68
- 不眠……26,121,131
- 不眠症治療薬……130
- ふらつき……92,121,127
- 文化相対主義……17
- 文化的背景……16

へ・ほ

- 閉鎖病棟……15
- ヘルピング・スキル……18
- 便秘……125
- 防衛機制……20
- 包括型地域生活支援プログラム……155
- 包括的支援マネジメント……146

包括的暴力防止	
プログラム	113
芝尿	111
訪問看護	153
暴力行為	166
勃起不全	111
ボディイメージの歪み	67

ま み

麻酔薬	132
麻痺性イレウス	164
マルチディシプリナリーチーム	12
ミオクロニー発作	91
水中毒	109,172
ミドドリン	122
ミニメンタルステート検査	117

む め

無為自閉	105
無気力	85
無月経	121
無動・緘黙	121
酩酊状態	183
メタ認知	183
めまい	121,125

も

妄想	52,84,95,100
妄想性パーソナリティ障害	74
もうろう	111
燃え尽き症候群	11
モチベーション	181
森田療法	183
問題解決技能訓練	136

や ゆ よ

薬剤誘発性パーキンソニズム	121
薬物依存症	94,104
薬物療法	118,120,124,126,128,130
ヤングケアラー	183
ユマニチュード	183
陽性症状	52,100,120,183
抑圧	20
抑うつ	66,83,92,111
抑うつ気分	101
欲求階層モデル	32

ら

ラベルづけ	21
ラポール	183

り

リーダーシップ	13
離院	171
理解力・判断力の障害	79
リカバリー・ストレングス	148
離人感	183
離人症	97
離脱症状	127
リチウム中毒	128
利尿薬	109
リハビリテーション	23,140,142
リフィーディング症候群	66
リフレクション	183
リミットセッティング	75
流涎	121,123
両価性	102
利用者背景	24
療養生活継続支援	154
リラクゼーション法	71
倫理的課題	40

れ ろ

レジリエンス	183
レビー小体型認知症	84,94
レム睡眠行動異常	84
連合弛緩	183
ロールプレイ	18,35,136

欧文その他

ACT	155
ADHD	76
ASD	76,103,104,116
BPSD	79,99
BPSモデル	44
CBT	49,138
CP換算値	184
CVPPP	113,184
DLB	84
DSM-5-TR	184
EE	178
EMDR	63
FAST	81
FTD	85
HDS-R	117
ICD10	184
ICM	146
IMF	47
LAI	53,119
LD	76
m-ECT	53,57,59,132
MMSE	117
PFA	174
PMS	104,179
PTSD	63,98
QT延長	121
SHELLモデル	184
SST	100,136
VaD	83
WRAP®	47,112
630調査	184
8050問題	182

Cocco mina 精神科
コッコ　ミーナ　せいしんか

2025年4月28日　第1版第1刷発行	編　著	東京都立松沢病院 とうきょうとりつまつざわびょういん 看護部 かんごぶ
	発行者	鈴木　由佳子
	発行所	株式会社　照林社

〒112-0002
東京都文京区小石川2丁目3-23
電　話　03-3815-4921（編集）
　　　　03-5689-7377（営業）
https://www.shorinsha.co.jp/
印刷所　共同印刷株式会社

- ●本書に掲載された著作物(記事・写真・イラスト等)の翻訳・複写・転載・データベースへの取り込み、および送信に関する許諾権は、照林社が保有します。
- ●本書の無断複写は、著作権法上の例外を除き禁じられています。本書を複写される場合は、事前に許諾を受けてください。また、本書をスキャンしてPDF化するなどの電子化は、私的使用に限り著作権法上認められていますが、代行業者等の第三者による電子データ化および書籍化は、いかなる場合も認められていません。
- ●万一、落丁・乱丁などの不良品がございましたら、「制作部」あてにお送りください。送料小社負担にて良品とお取り替えいたします(制作部 ☎0120-87-1174)。

検印省略（定価はカバーに表示してあります）
ISBN978-4-7965-2644-9
©Tokyotoritsu Matsuzawabyoin Kangobu/2025/Printed in Japan